DANS LA MÊME COLLECTION

Pedro de Alcantara : *La Technique Alexander.*

Michel Anselme : *La Morale retrouvée.*

Claude-Marc Aubry : *Chasser la déprime… et profiter de la vie.*

Thierry Bernardin : *Guérir du passé.*

Jacques Bonhomme : *La Voix énergie.*

Julia Cameron & Mark Bryan : *L'Argent apprivoisé. De la dépendance à la liberté d'être.*

Bruno Comby : *Comment vous libérer du tabac.*

Bruno Comby : *Stress-control. Comment vous libérer du stress.*

Charlotte Davis Kasl : *Danser avec la vie.*

Éric Dekany : *La Santé de notre mémoire.*

Carlos Devis & Maria Mercedes de Beltran : *Transformez vos problèmes en opportunités.*

Patrick Estrade : *Vivre sa vie : comprendre, décider et agir.*

Patrick Estrade : *Vivre mieux : mode d'emploi.*

Patrick Estrade : *Le Couple retrouvé.*

Patrick Estrade : *L'Amour retrouvé.*

Patrick Estrade : *Bonjour l'ambiance !… Comment améliorer les relations humaines en milieu professionnel.*

Patrick Estrade : *Vous avez dit névrose ? C'est pas moi, c'est les autres !*

Patrick Estrade : *Parents/enfants : pourquoi ça bloque ?*

Moshe Feldenkrais : *Énergie et bien-être par le mouvement.*

Pierre Fluchaire : *La Révolution du rêve.*

Dominique Fromm : *Dire non, ça s'apprend !*

Gilbert Garibal : *Vers la confiance en vous en huit étapes.*

Gilbert Garibal : *Émotions : mode d'emploi.*

Céline Gérent : *Le Guide du savoir-vivre sexuel.*

Robert H. Hopcke : *Persona. Du masque social au Moi réel.*

Alain Houel : *Comment faire face aux gens difficiles.*

Chantal Hurteau Mignon & Christophe Jaouën : *Cherche âme sœur.*

Thierry Loussouarn : *Transformez votre vie par la sophrologie.*

Dr Alexander Lowen : *La Spiritualité du corps.*

Dr Alexander Lowen : *La Joie retrouvée.*

Dr Maxwell Maltz : *Psychocybernétique. Comment changer l'image de soi pour transformer sa vie.*

Martine Montalescot : *Le Toucher relationnel.*

Leonard Orr & Konrad Halbig : *Rebirth. L'art de la respiration consciente.*

André Passebecq : *Votre santé par la diététique et l'alimentation saine.*

André Passebecq : *Psychothérapie par les méthodes naturelles.*

André Passebecq : *Mincir naturellement.*

Paul Pearsall : *Le Droit au plaisir.*

Marcel Rouet : *Relaxation psychosomatique.*

Marcel Rouet : *Maigrir et vaincre la cellulite par la détente nerveuse.*

Marcel Rouet : *La Maîtrise de votre subconscient.*

Douglas H. Ruben : *Le Sentiment de culpabilité.*

Alain Saury : *Régénération par le jeûne.*

Yvonne Sendowski : *Gymnastique douce.*

Debbie Shapiro : *L'Intelligence du corps.*

Jean Spinetta : *Le Visage, reflet de l'âme.*

Thierry Tournebise : *Se comprendre avec ou sans mots.*

Thierry Tournebise : *Chaleureuse rencontre avec soi-même.*

Doreen Virtue : *Image et amour de soi.*

Dr Herbert Wagner : *La Maîtrise du lâcher-prise.*

Stress-control

collection "Psycho-soma"

(le corps et l'esprit)

OUVRAGES DU MÊME AUTEUR

Comment vous libérer du tabac (préface du Pr Henri Joyeux de la Faculté de médecine de Montpellier) (Dangles, 1986 ; édition de poche : J'Ai Lu ; 1992).

Stress-control (préface du Pr Henri Joyeux et du Dr Jean de Bonnefon) (Dangles ; 1988).

Délicieux insectes. Les protéines du futur... (préface du Pr Giuseppe Della Beffa de l'Université de Turin et du Dr Jean de Bonnefon) (TNR ; 1990).

Éloge de la sieste (préface du Président Jacques Chirac et du Pr Billiard de la Faculté de médecine de Montpellier) (TNR ; 1992).

Mangez mieux, vivez mieux (préface du Pr Abrams aux USA) (TNR ; 1994).

Comment réussir vos examens (préface du Pr Henri Joyeux de la Faculté de médecine de Montpellier) (TNR ; 1994).

Le Nucléaire, avenir de l'écologie ? (préface du Pr Henri Joyeux de la Faculté de médecine de Montpellier et du Pr Jacques Foos du CNAM) (TNR ; 1994 et F.X. de Guibert ; 1996).

Renforcez votre immunité (préface du Pr Mœller de la Faculté de médecine de Francfort et des Drs Jean Olivot et Mongaboure) (TNR ; 1995).

Publications scientifiques :

Modélisation numérique des trajectoires de rentrées atmosphériques d'engins spatiaux pilotables (étude réalisée pour l'Aérospatiale, 1983).

La lutte antitabac dans l'entreprise (rapport réalisé en collaboration avec le Comité national contre le tabagisme, 1985).

Influence du facteur alimentaire sur l'évolution de l'état de santé de sujets séropositifs au virus HIV (étude statistique publiée par le Laboratoire I.B.C., 1989).

Multi-parameter analysis of tremor (étude statistique publiée par le Laboratoire I.B.C., 1990).

New method for the measurement of tremor at rest (étude publiée par les « Archives internationales de physiologie, biochimie et biophysique », 1991).

Méthode optimale et contrôlée de production industrielle d'insectes (étude publiée par le Laboratoire I.B.C., 1991).

Bruno Comby

Stress-control

Guide pratique pour vous libérer du stress par les méthodes naturelles

Dessins de Jean-Claude Dandrieux

33e mille

Editions Dangles
18, rue Lavoisier
45800 ST-JEAN-DE-BRAYE

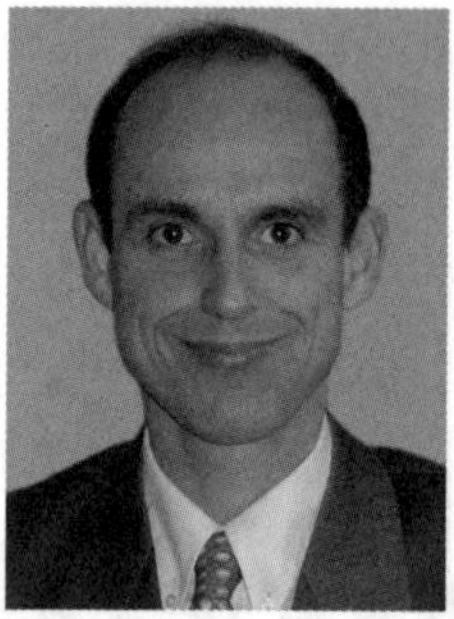

L'AUTEUR :

Né en 1960 à Rochefort-sur-Mer, Bruno Comby est ingénieur de l'École polytechnique, et ingénieur en génie nucléaire, diplômé de l'École nationale supérieure des techniques avancées (E.N.S.T.A.).

Après avoir débuté comme ingénieur pour E.D.F., il a décidé d'abandonner le nucléaire pour consacrer sa vie à la recherche scientifique et à la promotion des moyens pour vivre mieux. Il dirige actuellement l'institut Bruno Comby, spécialisé dans la recherche en prévention et nutrition.

Il a été, pendant 15 ans, l'un des principaux administrateurs du Comité national contre le tabagisme (C.N.C.T.), ce qui fait de lui l'un des personnages les plus actifs dans la lutte antitabac en France.

Il a déjà publié 8 livres pour le grand public (traduits en plusieurs langues) et de nombreux articles et publications scientifiques.

Il enseigne, sous forme de cours et de conférences, en milieu universitaire, et anime des séminaires de formation en entreprise.

Il a développé un nouvel appareil électronique de mesure du tremblement nerveux « Stressomètre » à l'usage des professionnels de la santé et du public.

ISSN : 0397-4294
ISBN : 2-7033-0320-3

Ce livre vous est dédié, à vous qui, au-delà des mots, cherchez.

Qu'à travers cette recherche se profile l'espoir d'un monde meilleur et que ce livre puisse vous en montrer le chemin. Ce sera la plus belle justification de ce travail.

« La joie du cœur, voilà la vie de l'homme. »
Ancien proverbe de la Sagesse.

Avertissement :

Les recommandations formulées dans cet ouvrage permettent de prévenir un grand nombre de troubles physiques et psychiques. Il est bien évident malgré tout que, conformément à la législation en vigueur, cet ouvrage ne saurait en aucun cas se substituer à une consultation ou une prescription médicale lorsque cela s'avère nécessaire. En particulier, les traitements concernant le système nerveux (antidépresseurs, tranquillisants, médicaments contre l'insomnie...) ne doivent pas être interrompus brutalement sans avis médical.

Remerciements :

A tous ceux qui m'ont aidé d'une façon ou d'une autre, par leurs actes ou leurs pensées, je voudrais exprimer ici mes remerciements :

– Au professeur Henri Joyeux et au docteur Jean Devernoix de Bonnefon pour leurs préfaces respectives.

– A Jean-Claude Dandrieux pour ses merveilleux dessins pleins de joie et de vie.

– A Carole, Eric et Alexandra, pour la dactylographie du manuscrit malgré les caprices de l'ordinateur.

– A Swami Yoga Anand pour son enseignement relatif au yoga, à la méditation, au massage et à la tradition ayurvédique.

– Au docteur Christian Caussé, président de l'Institut Bruno Comby, pour sa fidèle amitié.

– A ma mère pour ses suggestions sur le manuscrit.

– A Olivier, Anne-Marie, Pierre-François, Antoine, Claire et Hélène, ma famille.

Préface

du docteur Jean Devernoix de Bonnefon

C'est dans un contexte chaleureux et sympathique que Bruno Comby m'a demandé de préfacer son ouvrage. C'est maintenant dans un contexte non pas solennel, mais fraternellement respectueux, que je lui rédige cette préface comme je la pense.

Je n'ai jusqu'à présent préfacé que des livres qui le méritaient, parce qu'ils apportaient quelque chose de neuf et de dynamique. Ce fut le cas, pour *l'Insomnie, c'est fini* de Pierre Fluchaire (Editions Fanval) et pour *les Clefs de la revitalisation* de Désiré Mérien (épuisé).

Le travail de Bruno Comby m'est apparu non seulement de classe, mais « branché » comme on dit aujourd'hui, branché sur l'avenir… Il préfigure ce que sera, je l'espère, la médecine de l'an 2000 : non pas une simple médecine de confort ou de survie chimio-dépendante, mais une **médecine écologique** essentiellement axée sur les causes profondes de santé, la prévention active et sur le mode de vie, c'est-à-dire non seulement une technologie basée sur la seule analyse intellectuelle de notre biologie et de notre psyché, mais une médecine véritablement digne de ce nom, globale, humaine, participative et individualisée intégrant l'être tout entier et favorisant le développement actif de toutes ses potentialités (car tel est son véritable état de santé).

Le stress bloque l'absorption de nos nutriments, notre circulation d'énergie et l'élimination de nos toxines. A la longue, il épuise notre système nerveux, il diminue notre capacité d'adaptation aux éléments naturels et nos possibilités de communication avec nous-même, avec les autres et avec le monde spirituel. Il est à l'origine de nos maladies psychosomatiques croissantes, et celles-ci ne sont pas seulement fonctionnelles. L'hypertension artérielle, l'infarctus du myocarde et le cancer, qui sont les grandes causes de notre mortalité actuelle, font bien sûr partie de ces maladies qui sont elles-mêmes la rançon de notre progrès. Le stress devient ainsi le premier agent de nos maladies de civilisation. Il compromet notre santé et notre bonheur (personnel et collectif).

On ne peut sortir de cette impasse qui se généralise aujourd'hui en se contentant de cache-misère chimiques qui ne font qu'entretenir des équilibres pervers et diminuent encore davantage notre conscience de vie et nos chances d'évoluer.

Par rapport à d'autres livres à la mode que j'ai lus sur ce sujet et qui vous proposent moins de lutter contre le stress que seulement contre ses effets, Bruno Comby a le mérite d'aborder le problème à sa base, ce qui me paraît très important.

A la différence des publications grand public, mais aussi scientifiques et médicales, qui confondent trop souvent les agents déclenchants du stress avec ses causes profondes et se limitent généralement à une action thérapeutique spécialisée, le travail de Bruno Comby m'a frappé par son abord plus intelligent parce que essentiellement concret, synthétique et pédagogique.

La solidité de cet ouvrage est évidente, tant par ses bases scientifiques que par sa rigueur méthodologique. En accord avec les recherches sur la cybernétique de pointe du professeur Henri Laborit, il est aussi en accord avec les recherches les plus récentes sur la nature.

En tant que président de l'Association nationale des médecins naturothérapeutes français, j'ai bien sûr été séduit par l'aspect typiquement naturothérapique de ce travail, puisqu'il s'appuie sur nos violations continuelles des lois de la vie. Les véritables causes profondes du stress, qui constituent de fait les quatre grands volets d'envergure de ce livre, sont :

— Tout d'abord la source principale du stress : le stress biochimique qu'est aujourd'hui l'**alimentation** avec toutes ses conséquences directes sur nos systèmes digestif, immunitaire et neurologique.

— Deuxièmement, le **non-respect de notre horloge biologique** interne, pourtant extrêmement précise, dont dépendent toutes nos sécrétions hormonales et tout notre psychisme.

— Ensuite, notre absence totale de vie physique avec la **sédentarité** généralisée et l'absence de respiration, aggravée par un hyperactivisme mental, malheureusement réduit à la seule pensée opérationnelle au service du savoir, de l'avoir et de la rentabilité économique.

— Enfin, l'**absence de vie intérieure, de conscience et de pensée positive** qui se sont trop souvent laissé enfermer dans des institutions religieuses mal comprises, dont l'essentiel a été perdu de vue.

Dans notre société, contrairement à ce que l'on dit ou écrit trop souvent, nous sommes moins isolés que jamais ! Des contacts impensables à la génération précédente sont quotidiens entre des gens de conditions ou de cultures très variées, mais ils restent malheureusement nivelés ou superficiels, car limités à des activités ponctuelles ou à des associations dispersées. Cette multiplicité d'associations de toutes sortes est en soi une saine défense contre le risque d'uniformisation d'une société de masse, mais elle ne permet pas l'échange existentiel profond nécessaire à une véritable vie sociale, à l'intégration de la totalité de notre personnalité et à son épanouissement.

Devant l'éclatement de nos valeurs, de nos institutions inadaptées par leur lourdeur à l'accélération de notre histoire, le risque est au désengagement désenchanté jusqu'au repliement destructeur. A cette menace de régression de la civilisation, il n'est qu'une réponse possible, non pas idéologique mais d'idéal : la **spiritualité !**

Beaucoup d'entre nous, déracinés, parcellisés, robotisés, programmés pour devenir des activistes de la production, souffrent d'un stress vital très profond : le manque métaphysique ! A leur travail compétitif incessant, ils n'ont pour seule alternative que la passivité des loisirs organisés ou la vie par télévision interposée (et même par T.V. télécommandée). Oui, notre santé n'est pas seulement physique, elle est aussi psychique et elle est tout autant spirituelle car nous ne sommes ni un corps, ni une psyché, ni une âme mais une unité ! L'intérêt de ce livre est bien de nous rappeler cette intégralité holistique de toutes les dimensions humaines, encore trop ignorée par notre société et notre médecine de plus en plus spécialisée et anonyme.

Oui, le stress nous coûte très cher ! Notre Sécurité sociale, dont le coût est bien supérieur à celui de l'État tout entier, est encore en déficit et, malgré les mesures prises depuis quelques années, ses dépenses augmentent de manière vertigineuse (+ 17 % pour la seule année 1986). Certains soins, contre toute justice sociale, ne sont plus remboursés. Notre économie, jusqu'à présent ravagée par l'inflation et le chômage (et bientôt par le coût du sida) ne peut déjà plus répondre à la demande. Et cela, quel que soit le gouvernement en place, ne pourra malheureusement que s'aggraver. Oui, le stress nous coûte très cher ! Il remplit les cabinets médicaux et les hôpitaux et, ne nous faisons aucune illusion, la période de mutation qui s'annonce ne pourra encore que l'amplifier.

Oui, nous sommes malades du stress ! En tant que praticien, je puis témoigner de l'omniprésence du stress dans la société et de la relative impuissance de celle-ci à y faire face. Tout juste la médecine nous propose-t-elle quelques remèdes pour en combattre simplement les effets, sinon pour les masquer.

Cette stratégie n'est pas digne d'une politique ; elle ne se justifie pas au plan humain, pas même au niveau de la rentabilité ! Pourtant, le stress n'est pas inéluctable ; il est simplement lié à nos erreurs de vie : une vie personnelle et sociale trop exclusivement tournée vers le rendement à court terme au mépris de l'être et de son devenir. Un véritable esclavage par l'Avoir et le Savoir.

Pourtant, il est possible — et très simplement — de prévenir le stress et aussi de le combattre. Il suffit, pour ce faire, de changer un peu notre mode de vie qui a fait la preuve flagrante de son caractère incorrect et inadapté. Hors de cela, il n'est pas de réel progrès. Ce livre nous indique justement des méthodes simples, naturelles et efficaces pour diminuer immédiatement notre stress, de manière autonome et sans frais ! Je ne puis qu'en conseiller sa lecture et encourager le lecteur à en appliquer les principes.

Outre un enseignement objectif, Bruno Comby nous apporte son témoignage. Il se montre capable de nous insuffler à tous mieux que la volonté : le désir actif et même le plaisir de vivre mieux, celui de bâtir un monde meilleur et de donner ainsi un sens à notre destinée.

Plutôt que de nous en remettre à un technicien ou à une technique, l'auteur incite chaque lecteur à se prendre directement en charge, en lui indiquant les moyens dont il dispose pour améliorer durablement sa santé physique, morale et spirituelle. Ce premier pas est déjà thérapeutique, tant il est vrai que la confiance en soi est le plus grand antistress.

*

* *

Jeune polytechnicien, Bruno Comby n'est pas seulement un sujet brillant. Il a le mérite d'avoir lui-même essayé ce qu'il propose. Il s'efforce de vivre ce qu'il préconise et il y a même « mis le prix » puisqu'il n'a pas hésité à sacrifier sa fiche de paie d'ingénieur pour se consacrer aux moyens naturels de santé et d'épanouissement intérieur. Malgré sa jeunesse, Bruno Comby a déja vécu des choses profondes. Il a très bien compris les points charnières de notre époque, les orientations utiles et les étapes nécessaires à la mutation qui se prépare vers la spiritualité.

Ce livre nous met sur le chemin. C'est une étape : la seconde marche d'un grand escalier (la première était son livre sur le tabac) qu'il nous propose pour nous emmener activement d'abord vers la santé, puis au-delà de nous-même vers un monde plus harmonieux.

Bruno Comby est déjà un homme du Verseau, un homme d'avenir et, pour le bien de tous, je lui souhaite beaucoup d'avenir...

Docteur Jean Devernoix de Bonnefon
Ancien chef de clinique à la Faculté de médecine
(C.H.U. Pitié-Salpêtrière, Paris).
Président-fondateur de l'Association nationale des
médecins naturothérapeutes français (1).

(1) Auteur du livre : *Urgences, mode d'emploi* (Éditions Debard), prix de pédagogie médicale au M.E.D.E.C.

Préface

du professeur Henri Joyeux

Ce livre a des vertus thérapeutiques... En nous ouvrant les yeux sur nos carences, il peut nous aider à être meilleur, mieux dans notre peau. Il peut remplacer les médicaments actuellement trop consommés par le grand public (8 millions de Français et de Françaises), ceux qui tranquillisent, réduisent la déprime ou l'anxiété, masquent l'angoisse, régularisent le sommeil, absorbent les cauchemars, apaisent un organisme stressé et pressé de toutes parts. Ces médicaments pris en excès conduisent directement au suicide... Nos vedettes du show-business ne s'en privent pas, nous révélant ainsi leur misère et leur terrible solitude : Marilyn Monroe, Romy Schneider, Dalida... La France compte plus de suicides déclarés que de morts sur les routes (11 958 contre 10 904 en 1984).

Bruno Comby veut aider chacun d'entre nous à se libérer du tabac, du stress, de tout ce qui ampute, abîme, détruit la plus belle des merveilles de l'univers : le corps humain, la santé. A notre naissance, le Créateur nous a donné un potentiel de vie de 36 500 jours ! Qu'en faisons-nous ? Qu'en ai-je fait si, à 40 ans, on doit m'enlever le poumon gauche, à 50 me déboucher les artères du cœur, à 60 m'enlever le côlon et le rectum ?... Il nous serait resté encore au moins 14 000 jours à vivre qui partent en fumée.

Avec ce livre, vous pourrez vous tester tranquillement, connaître le niveau de vos stress exogènes et endogènes. Vous apprendrez à les réduire, sinon à les éviter, par des petits moyens simples et à la portée de tous. Dans les années 1970, on parlait du métro, du boulot, du dodo ; aujourd'hui, il nous faut apprendre à maîtriser le téléphone, le bruit, la télévision dont le nombre de chaînes ne cesse d'augmenter (les Français y consacrent en moyenne 2 h 45 par jour)... Demain, ce sera le minitel, l'ordinateur, les 10 chaînes de télévision internationales. La maîtrise de l'information surabondante devient une nécessité vitale. Qui nous l'enseignera ? Heureusement, ce livre y contribue.

Très agréablement, Bruno Comby en fin psychologue et en scientifique, polytechnicien, amène à prendre conscience des excès et des lacunes de nos vies. Il s'adresse à tous ceux qui ont le trac, les timides, les « mal dans leur peau », ceux qui se réveillent fatigués après 8 heures de sommeil, les claustrophobes, ceux qui ont peur de la foule, qui se croient seuls sans tendresse et sans amis, tous ceux qui manquent de confiance en eux parce qu'ils n'ont pas remarqué leurs qualités et leurs défauts... Qui n'en a pas ?

Ce livre est plus qu'un livre de recettes pour se libérer du stress, il nous montre bien que nous sommes plus psycho-logiques que logiques. Il nous apprend à être positif, à nous libérer des « overdoses » du monde moderne : publicité, « bouffe », sexe... et à respecter nos rythmes biologiques.

Bruno Comby nous oriente vers une meilleure utilisation des médecines naturelles qu'il faut appeler « complémentaires » car elles ne s'opposent pas à la médecine traditionnelle.

Ce petit livre se lit et se relit un crayon dans la main, aussi bien dans le métro, dans un avion qu'au bord de la piscine les doigts de pieds « en éventail ». Il s'adresse aussi bien au jeune cadre dynamique qu'à la mère de famille angoissée par ses enfants et au retraité souhaitant être utile aux autres.

Même si les conseils de Bruno Comby peuvent parfois prêter à discussion, ils orientent bien vers les nouvelles habitudes que nous devons prendre. En vous libérant du stress, vous choisirez mieux votre métier, supporterez plus facilement votre patron, vos employés ou vos camarades de travail, vous ne divorcerez pas et vos problèmes sexuels se résoudront progressivement, vous apprécierez mieux vos enfants et leurs bêtises... En un mot, vous ressentirez ce qu'est la joie de vivre et, en même temps, vous trouverez un sens à votre vie : nous sommes faits pour être au service les uns des autres et pour donner de la joie...

Lisez et relisez ce livre, vous ne serez pas déçu.

Professeur Henri Joyeux
Institut du cancer
Montpellier

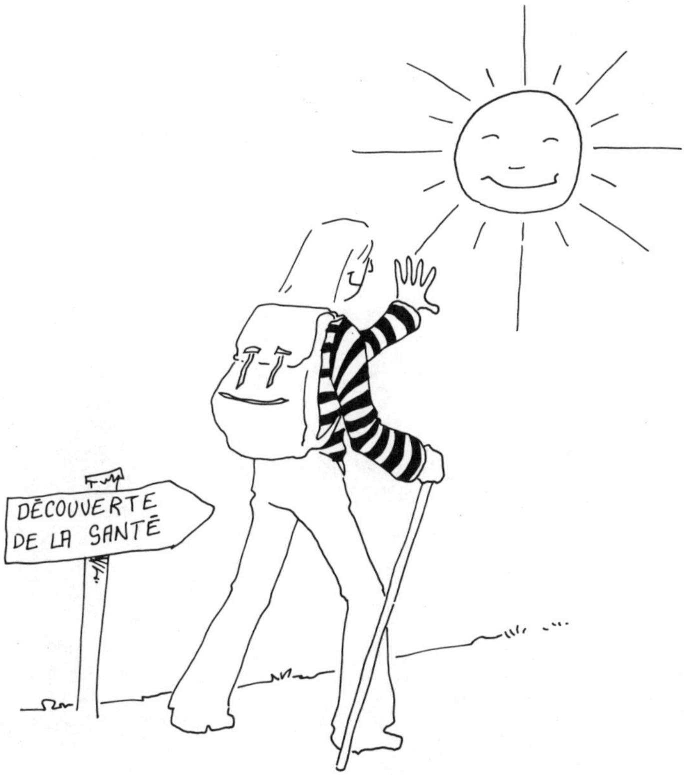

« Vivez si m'en croyez, n'attendez à demain. Cueillez dès aujourd'hui les roses de la vie. »

Ronsard.

Introduction

La vie est formidable ! Il est parfaitement possible de vivre à l'abri du stress, dans un état d'épanouissement et de paix intérieure. **Un individu stressé est un homme heureux qui s'ignore.** Ami lecteur, au risque de vous surprendre, je vous promets que ce livre contient de précieux conseils qui peuvent réellement vous libérer du stress et vous faire découvrir d'autres facettes de cette merveille qu'est la vie quotidienne.

— Dans la première partie de cet ouvrage nous partirons ensemble à la découverte du stress. Avec l'étude de ses mécanismes, vous pourrez **comprendre pourquoi le stress** est devenu universel et comment vous en libérer.

— Dans un deuxième temps, nous verrons comment mettre un tigre dans le moteur de notre santé grâce aux quatre facteurs essentiels de **prévention du stress.**

— Dans la troisième partie, nous verrons comment les méthodes naturelles d'Orient et d'Occident permettent de **faire face au stress** une fois que la tension est installée. Enfin, une cure anti-stress de huit jours vous est proposée pour mettre en pratique votre savoir tout neuf.

Le contenu de cet ouvrage va au-delà du stress. Il permet de prévenir un grand nombre de maladies de civilisation (maladies cardio-vasculaires, cancer, insomnie...) et de troubles psychiques (dépression, tristesse, fatalisme, morosité, timidité...). Tous ces maux, comme le stress, nous rongent par l'intérieur. Les causes profondes en sont toujours les mêmes : une alimentation inadéquate, la sédentarité, le non-respect des rythmes biologiques et l'absence de pensées positives et de vie intérieure.

Stress-control n'est pas un ouvrage technique ou médical, mais un guide efficace, facile à comprendre et à mettre en pratique. Son but est d'apporter un « plus » dans votre vie. Un « plus » non pas en longévité mais en *qualité* et en *joie de vivre.* Comme le disait fort justement Alexis Carrel au début du siècle : « *Il ne s'agit pas tant de rajouter des années à la vie que de la vie aux années.* » Ce livre voudrait n'être en fin de compte que le moyen de vous communiquer une petite étincelle de ce que le Christ enseignait, il y a près de 2 000 ans, sur les chemins de Palestine : les lois de la Vie.

Buvez ces pages à petites gorgées, sans vous presser, comme on savoure un bon verre de vin. Se presser c'est déjà être stressé ! Les sonorités « stressé » et « pressé » se ressemblent d'ailleurs étrangement.

Installez-vous confortablement pour lire, dans votre fauteuil préféré ou — pourquoi pas ? — allongé au pied d'un vieux chêne ; le chêne est un arbre très stable dans son comportement qui vous communiquera volontiers un peu de sa sérénité.

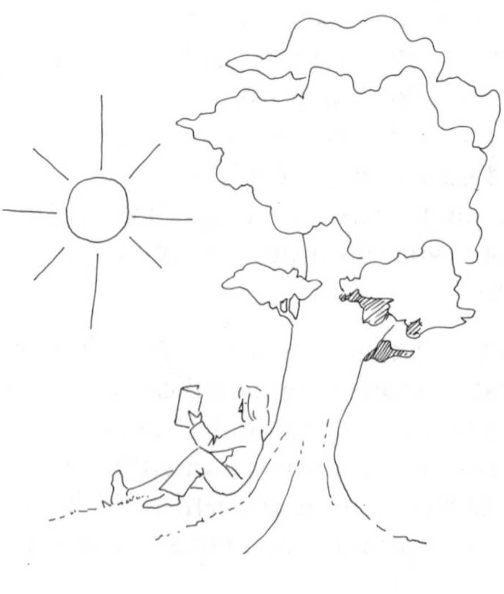

PREMIÈRE PARTIE

Comprendre le stress

« Que sert donc à l'homme de gagner le monde entier, s'il ruine sa propre vie ? »

Saint Marc.

CHAPITRE I

Qu'est-ce que le stress ?

« Il n'y a pas de problème, il n'y a que des solutions. »

André Gide.

1. Définition

Vous venez de gagner un milliard au loto ? Votre compte en banque est à découvert ? Vous avez trop chaud ou trop froid ? Votre voisin est énervé et vous lui rendez bien la pareille ? Vous venez d'acquérir une voiture neuve ? On vous a éraflé votre voiture ? Vous avez peur que votre voiture soit trop vieille et qu'elle tombe en panne ? Vous avez faim ? Vous avez trop mangé ? Les situations stressantes sont multiples, omniprésentes. Étudiants, hommes d'affaires ou mères de famille... dites « stress » et cinquante-cinq millions de Français lèvent la tête. Le stress est devenu universel. Il frappe à tous les âges de la vie, du stress de la naissance pour le nouveau-né jusqu'au stress de la mort en passant par le stress des examens, le stress du mariage, le stress des transports, le stress du bruit, le stress des maladies... Le stress serait-il donc une fatalité des Temps modernes ? Non ! Le stress a des causes profondes auxquelles nous pouvons nous soustraire.

Mais qu'est donc le stress ? Le mot est d'origine anglo-saxonne. On l'utilisait autrefois en physique pour désigner un effort

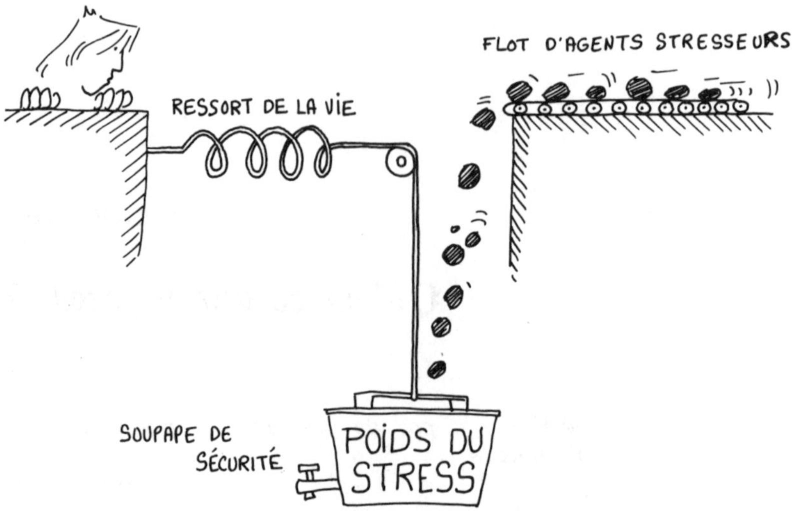

Le stress nous épuise comme un ressort sur lequel on tire sans cesse ; c'est d'ailleurs le même mot de *fatigue* qui est utilisé en mécanique des matériaux. Il faut décomprimer le ressort en ouvrant la soupape de sécurité :
— relaxation et sieste pour le repos du système nerveux ;
— jeûne hebdomadaire ou cure de fruits pour le repos du tube digestif.

mécanique. On retrouve ce parallèle dans les expressions « *Je suis tendu* » et « *Je vais craquer* ». En mécanique, une tension, pour ne pas entraîner de dégâts, doit rester occasionnelle et en dessous d'un certain seuil. Nous verrons qu'il en va de même du stress. Le professeur Hans Selye (physiologiste canadien) reprit le même mot « stress » pour l'utiliser en physiologie. Il définit le stress comme « *une réponse non spécifique de l'organisme à toute stimulation* (1) ».

Illustrons cela avec un exemple : si un inconnu s'approche derrière vous et plaque ses mains sur vos yeux en demandant « *Qui suis-je ?* », vous aurez deux types de réactions. La première est spécifique de l'agression que vous venez de subir : essayer d'enle-

1. Hans Selye : *Le Stress de la vie* (Éditions Mac Graw-Hill, New York, 1956).

ver les mains qui vous couvrent le visage et crier « *Laisse-moi tranquille !* ». Le deuxième type de réaction survient simultanément : vous allez sortir de votre torpeur, vous redresser, peut-être frissonner ou vous énerver ; c'est le stress. Cette réaction est non spécifique, ce qui signifie que vous réagissez ainsi face à un état de changement quel qu'il soit. Un coup de gong, une rencontre inattendue, une bonne nouvelle ou une blessure auraient produit le même résultat. Le stress est la façon dont l'organisme réagit face à un changement ; or la vie n'est qu'un perpétuel changement. Le stress est donc utile ; c'est lui qui permet de vivre dans un environnement changeant. Si je plonge les mains dans l'eau froide, le cœur va automatiquement ralentir, les petits vaisseaux sanguins de la peau vont se contracter et les poils se dresser en « *chair de poule* » pour conserver un maximum de chaleur à l'intérieur du corps. Non seulement le stress est utile, mais il est indispensable à la survie !

Levons ici quelques ambiguïtés. On désigne habituellement sous le même vocable « stress », l'**agression** (le froid) et la **réaction** de l'organisme à cette agression (le frisson). Quand on dit par exemple : « *Quel stress ce travail !* », la phrase est incorrecte. Ce n'est pas le travail qui est le stress mais notre réaction face au travail. D'autre part on accorde volontiers au stress une connotation péjorative. En fait, le stress concerne aussi bien des changements heureux que malheureux. Être amoureux est un stress énorme... mais on pourrait appeler cela un *eu-stress*, un stress heureux ! A l'inverse, certains stress se terminent mal et débouchent sur la détresse (*di-stress* en anglais). La détresse survient dans une situation sans issue, bloquée.

Le but de ce livre étant pratique, j'utiliserai le mot « stress » dans sa signification la plus populaire afin de rester très compréhensible. Par stress, je désignerai donc tantôt une agression (le bruit d'un coup de sonnette par exemple), tantôt la réaction de l'organisme (les frissons), tantôt un eu-stress (être amoureux, gagner au loto...) et tantôt un « distress » (le stress d'être fatigué, d'avoir trop mangé, trop travaillé...).

2. L'universalité du stress

L'explication de l'universalité du stress est double. Tout d'abord, nous vivons une époque où tout bouge très vite. Il y a plus de nécessités d'adaptation et de changements qu'autrefois. La télévision, le métro, la voiture ou le téléphone ont bouleversé le cours de l'histoire de l'humanité et n'existent que depuis quelques décades. L'autre raison est qu'un mode de vie inadéquat réduit notre capacité de résistance au stress. Une alimentation falsifiée, l'usage répété d'excitants, l'absence d'activité physique et le non-respect des rythmes biologiques font que nous supportons de moins en moins les agressions, mêmes minimes comme le bruit d'une voiture qui passe. Nous avons les nerfs « *à fleur de peau* ». Avez-vous déjà vu une personne épuisée alors qu'elle n'a rien fait de la journée ? C'est fréquent.

Augmentation des sources de stress et moindre résistance constituent donc un cercle vicieux qui explique l'universalité du stress.

La plupart de nos contemporains submergés par des stress répétitifs sombrent ainsi dans le cycle des excitants, puis subissent l'angoisse et la déprime, avant de somatiser dans les maladies de civilisation. **Le stress est un puissant catalyseur de toutes les maladies.** Il ne tue pas mais donne envie d'être mort. Il est à l'origine de nombreux suicides.

3. Originalité de ce livre

« *La seule manière de rendre les gens heureux, c'est de les rendre meilleurs.* »

André-Marie Ampère.

Le stress ne date pas d'hier. De nombreux ouvrages traitent de ce sujet ; la plupart approfondissent les mécanismes biologiques et psychologiques du stress et on est encore plus stressé après de telles lectures qu'avant !

La santé est un chemin. Apprenons à marcher sur ce chemin comme une fleur s'épanouit au soleil.

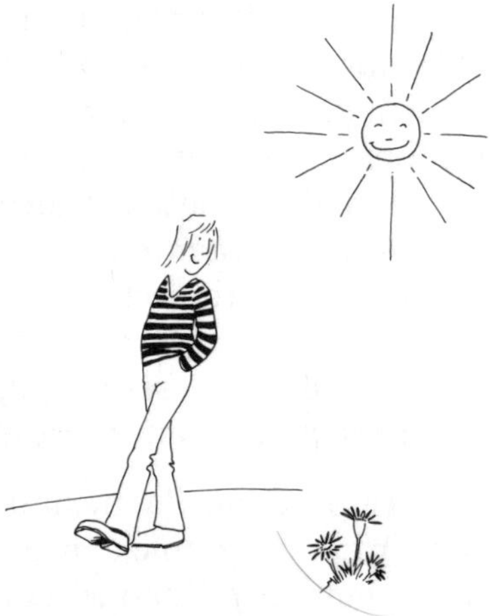

Cet ouvrage présente trois originalités :

— Il met à jour les **causes profondes du stress.**

— Il tient compte des **trois dimensions de l'homme** (physique, psychique et spirituelle) et aborde le problème dans sa globalité.

— Toutes les méthodes proposées sont **simples, naturelles et efficaces** (pas besoin de matériel sophistiqué ou coûteux, ni d'aller consulter un spécialiste).

4. Les causes profondes du stress

> *« Le nombre de connaissances qui suffisent à entretenir la sagesse est très petit et ce sont des connaissances très simples. »*
>
> Louis Lavelle.

Les causes profondes du stress ne résident pas dans les agressions de l'environnement, mais dans notre propre comportement. Nul besoin pour cela de changer de travail ou d'aller vivre à la campagne. L'état « stressé », malheureux ou malade d'un être humain n'est pas son état normal mais **le fruit de ses erreurs conscientes et inconscientes.** Tout en l'homme le porte au contraire à la joie. Il suffit pour cela de respecter quelques règles simples. Les causes profondes du stress sont aujourd'hui :

— l'alimentation inadéquate ;
— la sédentarité ;
— le non-respect des rythmes biologiques ;
— l'absence de pensées positives et de vie intérieure.

Ces quatre causes profondes du stress font l'objet des quatre chapitres concernant la prévention du stress.

Aujourd'hui l'alimentation courante se rapproche plus du steak frites que d'une alimentation vitalisante. Nos loisirs se partagent entre le téléphone, la télévision, le cinéma, l'ordinateur et le flipper. Les spectacles tardifs et autres discothèques sont des activités très recherchées et l'idéal le plus répandu est certainement... de gagner beaucoup d'argent. Pas étonnant dès lors que le stress soit universel ! Après cette triste peinture, tournons la page. Nous vivons une époque difficile mais formidable, riche en potentialités !

5. Les trois dimensions de l'homme

> « *Malgré les idées et les dogmes qui séparent encore l'esprit humain en matérialistes et en spiritualistes... l'être humain n'est ni une machine compliquée, ni une émanation irrationnelle. Toutes les fonctions y procèdent à la fois du physique et du psychique.* »
>
> Docteur Jacques Ménétrier.

Vous êtes-vous posé la question : qu'est-ce qu'un homme ? Qui suis-je ? Un regard attentif permet de répondre : deux bras, deux jambes, deux yeux, un nez au milieu du visage... Bref un **corps**. On peut s'étendre sur le détail du fonctionnement des organes, des cellules et des molécules... Mais n'y a-t-il que cela ? « *Je pense, donc je suis !* » disait Descartes, introduisant la notion de

psychisme. A l'époque, il s'agissait d'une idée révolutionnaire ; aujourd'hui l'existence du psychisme paraît évidente et son étude fait l'objet d'une science : la psychologie. L'homme possède également un **esprit** qui le dirige. Pour comparer avec une voiture, le *corps* est une partie tangible, matérielle, visible (c'est la carrosserie) ; le *psychisme* et l'*émotionnel* nous poussent (c'est le moteur) ; l'*esprit* est celui qui conduit et dirige (c'est le conducteur). Avec la carrosserie, le moteur et le conducteur, nous voilà armés pour la vie ! Ce que nous appelons « Je » ou « Moi » est une superposition du corps, du psychisme et de l'esprit qui sont indissociables. Sans le psychisme et l'esprit, le corps n'est plus qu'un cadavre en décomposition et, inversement, un esprit désincarné n'est plus de ce monde. Le docteur Ménétrier remarquait que « *en physiologie humaine, personne n'a jamais vu un corps sans conscience, ni une conscience sans corps* ».

Nos capacités sont limitées sur le plan matériel ; elles le sont beaucoup moins sur le plan psychique et pas du tout au niveau spirituel. Nous verrons dans les deuxième et troisième parties de ce livre comment développer ces potentialités psychiques et spirituelles.

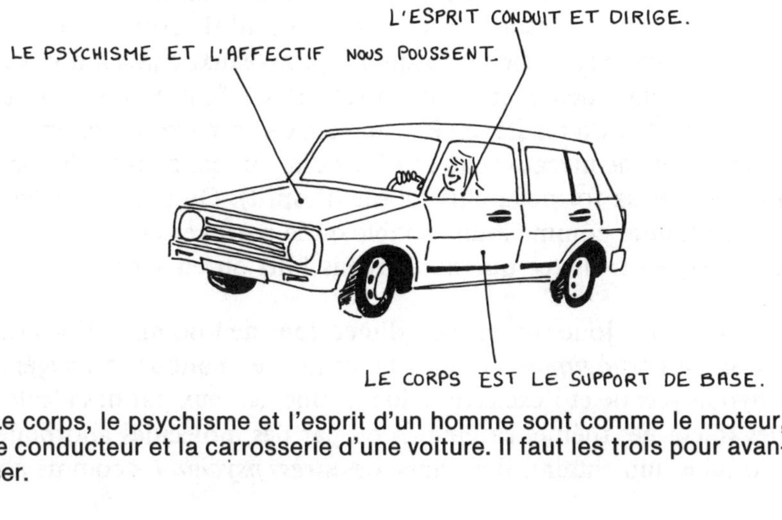

Le corps, le psychisme et l'esprit d'un homme sont comme le moteur, le conducteur et la carrosserie d'une voiture. Il faut les trois pour avancer.

On parle de santé du corps (santé somatique) ; la santé psychique importe tout autant. Il y a aussi une santé de l'esprit et des corrélations entre la santé sur ces trois niveaux. On parle, par exemple, de psychosomatique (influence du psychisme sur le corps), mais on pourrait s'étendre aussi sur le somato-psychique (influence du corps sur l'esprit). D'intéressantes études seraient à faire sur le spirito-psychique et le psycho-spirituel. On peut progresser sur le plan spirituel comme on progresse sur le plan sportif. Ce n'est pas plus difficile, c'est différent. L'idéal consiste bien sûr à développer sa santé sur les trois niveaux simultanément.

Un être humain s'alimente sur les trois plans (corps, psychisme et esprit), et il émet aussi sur ces trois plans. Nous recevons et émettons de la matière par l'alimentation et l'excrétion. Nous recevons et émettons aussi des pensées et des émotions. Si nous recevons beaucoup sans donner en échange, il se crée un déséquilibre d'où un stress (l'obésité et l'égoïsme l'illustrent à des niveaux différents). Il en va de même de l'argent : ne reçoit que celui qui est capable de donner. Pour mener une vie équilibrée, il faut **recevoir** (gagner beaucoup d'argent, avoir beaucoup d'idées, beaucoup d'amour...), mais aussi **émettre** et **donner**, sous peine d'interrompre le flot.

Là où nous distinguons trois niveaux, certains n'en voient que deux (le corps et l'esprit) et d'autres un seul (le corps matériel). Les hindous, eux, affinent jusqu'à sept niveaux, chacun d'eux se sous-divisant encore en sept autres. Il ne faut pas y voir de contradiction. En réalité, un être humain est formé d'un continuum (une infinité de niveaux) entre sa forme la plus concrétisée (le corps matériel) et sa forme la plus subtile (l'esprit). On peut considérer ce continuum comme indissociable ou le partager arbitrairement en deux, en trois (ce que nous avons fait) ou en sept.

Le stress joue sur les trois dimensions de l'homme. Il y a des *stress physiologiques* comme le bruit, le manque d'oxygène, l'hypoglycémie et l'excitation du système nerveux par des alcaloïdes (nicotine, théine, caféine...) ou par des molécules anormales d'origine alimentaire. Il y a aussi des *stress psychiques* comme une

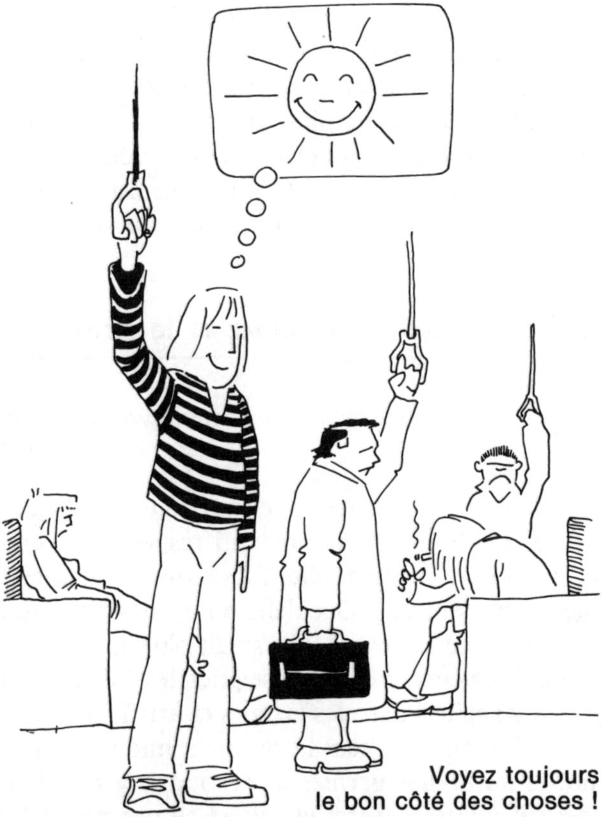

Voyez toujours
le bon côté des choses !

rupture affective ou le fait de gagner au loto. Et il y a des *stress de nature spirituelle* qui correspondent à ce que l'on dénomme habituellement l'angoisse métaphysique. **Le stress affecte aussi bien le corps que le psychisme et l'esprit. Nous rétablirons la santé en agissant sur ces trois niveaux.** Il serait illusoire de penser que tout va s'arranger uniquement avec un régime alimentaire, ou uniquement avec le sport ou uniquement par la prière ou la pensée positive. Il faut agir simultanément sur tous ces plans. Les résultats dépassent alors toutes les espérances ! La bonne tactique pour se libérer du stress consiste à jouer un cheval dans chaque catégorie. Un bon tiercé serait par exemple :

— l'alimentation au niveau du corps ;
— la pensée positive au niveau du psychisme ;
— se donner un but au niveau spirituel.

On peut, bien sûr, jouer plusieurs chevaux dans chaque catégorie et on augmente alors ses chances de victoire, par exemple :

— l'alimentation et l'activité physique au niveau corps ;
— la prière et aider les autres au niveau spirituel.

6. Les méthodes naturelles de santé et le stress

« Pour commander à la nature, il faut lui obéir. »
Sir Francis Bacon.

La troisième particularité de cet ouvrage sera de ne vous proposer que des **méthodes naturelles** qui respectent votre intégrité physique, psychique et spirituelle. Le renouveau actuel des médecines douces d'Orient et d'Occident ouvre des perspectives nouvelles pour faire face au stress. Il ne s'agit plus de prescrire, comme pour des médicaments, mais d'enseigner les lois de la santé. Le stress ayant ses racines dans les erreurs et artifices de la vie quotidienne, il est évident que seul le retour à une vie plus saine et à des méthodes naturelles permet de résoudre le problème.

Qu'est-ce qui est naturel et qu'est-ce qui ne l'est pas ? On trouve dans le commerce toutes sortes de produits dits « d'origine naturelle » ou « à base d'extraits naturels ». Cela ne veut rien dire car même les poisons les plus violents comme le cyanure sont d'origine naturelle ! La bonne définition du naturel est « *sans aucune transformation ou altération* ». Un aliment cuit, par exemple, n'est plus du tout naturel car il est totalement transformé.

On assiste aujourd'hui à une véritable explosion des méthodes naturelles de santé. Certaines viennent d'Orient comme le yoga, la méditation, certains régimes végétariens et macrobiotes, certaines formes de massage. D'autres sont occidentales comme l'hydrothérapie, la prière, l'instinctothérapie… J'avais pensé distinguer les méthodes d'Orient de celles d'Occident. La plume à la main, je me suis rendu compte que c'était impossible. Tout ce qui est important pour la santé est inhérent à la nature humaine et a été appliqué par tous les peuples de la terre depuis la nuit des temps. Comment distinguer par exemple la prière et la méditation ? Il existe de multiples façons de prier et de multiples façons de méditer, le but ultime étant toujours le même : l'Amour, l'Harmonie, la Paix.

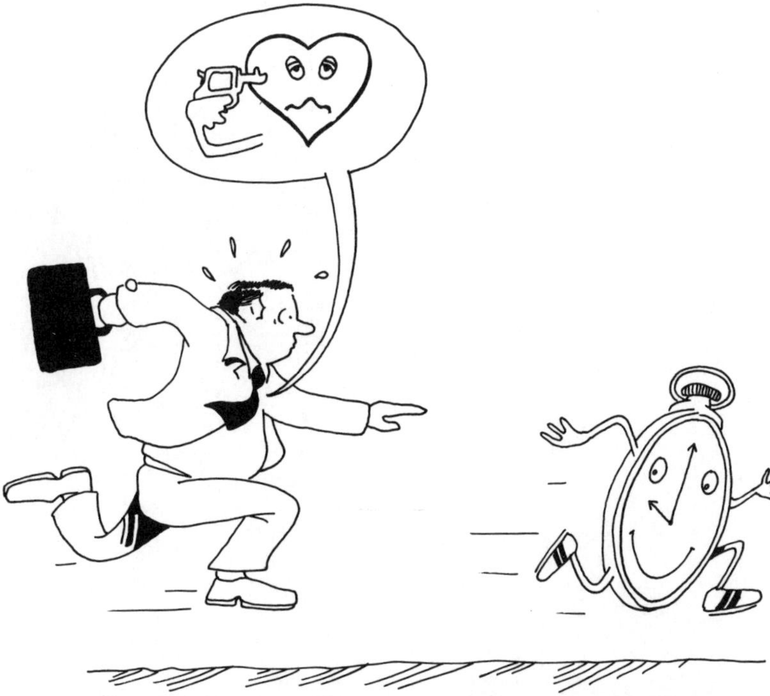

Soyez actif et rapide mais pas pressé. Vivez au présent !

CHAPITRE II

L'art du stress-control

« L'homme ne sait plus d'où il vient, ni qui il est, ni où il va. Il fonctionne mais ne pense plus, à l'exemple de la machine. Il doit réapprendre à mieux se connaître pour conformer ses actes aux impératifs biologiques de son être. »

P.-V. Marchesseau.

1. Fabriquer son bonheur

« Il n'y a pas un millimètre du monde qui ne soit savoureux. »

Jean Giono.

Tant que l'homme vivait dans un environnement calme et proche de son milieu naturel, le stress était exceptionnel et utile. Les conditions et le rythme de la vie moderne transforment le stress en une calamité qui rend indispensable l'apprentissage du *stress-control*. Nous disposons d'un capital de vitalité dont nous ne nous souciions guère jusqu'à présent. Il faut apprendre à gérer son capital de vitalité comme on gère son compte en banque. Il y a de très bons placements à faire et tout ne dépend que de vous : vous n'êtes pas à la merci de votre banquier ou du cours du dollar !

On distinguera :

— Les **stress exogènes** (du grec : qui prend naissance au-dehors).

— Les **stress endogènes** que nous pouvons supprimer (du grec : qui prend naissance au-dedans).

a) Les stress exogènes

« *Comment voulez-vous que je me libère du stress alors que je passe huit heures par jour devant un écran d'ordinateur ?* » direz-vous. Les conditions de travail, les horaires et les transports font partie des stress exogènes. Il faut les accepter en en minimisant les inconvénients. Le fait de supprimer en parallèle les causes profondes du stress fera que le même travail avec les mêmes contraintes vous paraîtra beaucoup plus riche et intéressant. Pour faire le point, prenez un papier et dressez une liste de vos stress exogènes, puis marquez en face de chacun d'entre eux comment l'atténuer, le rendre plus facile à vivre. Voici un exemple de liste :

— Travailler devant un écran d'ordinateur : faire une petite pause toutes les heures, ne pas se tenir trop près de l'écran et respirer bien à fond.

— Transports : est-il possible de déménager ou d'utiliser un autre moyen de transport ? Utiliser ces moments « perdus » pour rêver, se relaxer, faire des projets, faire le point sur sa journée ou sur sa vie, prier...

— Cuisine et vaisselle : manger plus de fruits et de crudités, moins de plats cuisinés, en profiter pour chanter.

Les stress exogènes les plus répandus sont liés au travail, aux horaires de travail et aux transports. Nous devrons nous en accommoder, ce qui sera aisé avec un potentiel de vitalité accru. Et puis, voyons les choses autrement : heureusement que le travail nous impose un minimum de stress, sinon combien la vie serait triste !

b) Les stress endogènes

Ce sont ceux que nous nous imposons et que nous pouvons supprimer, entre autres : l'habitude de fumer, l'alimentation inadéquate, une attitude pessimiste ou l'usage immodéré de la télévision. Ces stress endogènes jouent un rôle beaucoup plus important qu'on ne l'imagine. La part des stress endogènes est presque toujours bien supérieure à celle des stress exogènes. On peut comparer par exemple la toxicité de la fumée de cigarette (endogène) à la pollution atmosphérique dans la région parisienne (exogène). On découvre alors que la fumée de cigarettes est environ 3 000 fois plus toxique (concentrations en poussières et en monoxyde de carbone) que l'air pollué de Paris. De la même façon, le bruit de notre propre Walkman (endogène) cause beaucoup plus de dégâts à nos tympans que le bruit d'une autoroute au loin (exogène). Dans le domaine alimentaire, le choix des aliments (dois-je prendre un hamburger ou une salade de crudités ?) est endogène et importe beaucoup plus que le fait que ces aliments aient été ou non traités chimiquement (exogène). L'alimentation est la plus importante et la plus négligée des causes profondes du stress. Cette occultation du facteur alimentaire ne date pas d'aujourd'hui puisque Hippocrate constatait déjà, il y a plus de 2 000 ans, que « *les anciens médecins n'ont rien écrit qui soit digne de remarque concernant le régime. Ils ont négligé une partie si essentielle* ».

2. Stress et temps qui passe

> « *Fantastique et inconcevable pour notre mentalité est la théorie de l'éternel présent.* »
>
> André Dumas.

Le stress est la maladie des gens pressés... à ne pas confondre avec les gens actifs. On peut être dynamique et efficace sans être pressé. Le stress tend à nous faire ruminer le passé et à nous projeter dans un avenir hypothétiquement meilleur. On oublie alors l'essentiel : l'instant présent.

Combien d'enfants vivent dès leur plus jeune âge dans l'attente des vacances scolaires ? C'est une projection dans le futur. J'ai donné l'exemple d'un enfant mais, par la suite, l'adolescent vit dans l'attente du jour « où il aura ses examens », puis du jour « où il

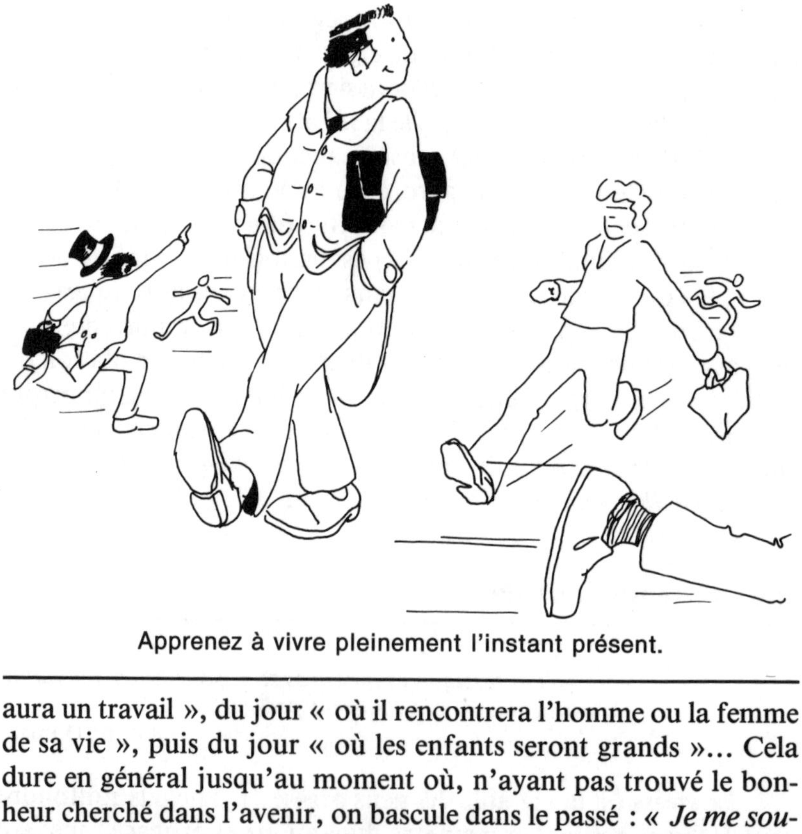

Apprenez à vivre pleinement l'instant présent.

aura un travail », du jour « où il rencontrera l'homme ou la femme de sa vie », puis du jour « où les enfants seront grands »... Cela dure en général jusqu'au moment où, n'ayant pas trouvé le bonheur cherché dans l'avenir, on bascule dans le passé : « *Je me souviens...* » Certains arrivent même à alterner savamment entre l'avenir et le passé. Vous sentez bien le malaise qui se cache derrière cette façon d'être. Si vous voulez vraiment vivre heureux, alors écartez résolument la tenaille du passé et du futur qui vous étranglait. **Agissez ici et maintenant !**

Analysons le mot « bonheur ». Il contient la notion de temps (heure) bien vécu (bonne heure). On retrouve cela en anglais dans l'expression « *good time* » (bon temps). Vivez enfin au présent ! Cessez de vous projeter dans le passé et l'avenir. La joie est en vous, saisissez-la ! Les tout petits enfants et les animaux sauvages ne connaissent presque jamais le stress car ils ne s'occupent ni du passé, ni du futur. Soyez comme des petits enfants !

Il y a plusieurs manières de vivre le même instant. Pour le comprendre, continuez à lire mais en détendant vos jambes. Faites un grand sourire, écarquillez les yeux, débouchez-vous les oreilles puis imaginez qu'en tournant la prochaine page vous trouverez un clown tout rose. Cela donne envie d'éclater de rire !

3. Plan d'attaque

« Les hommes sont devant les idées simples comme des chauves-souris devant la lumière : ils sont aveugles ! »

Aristote.

Notre plan d'attaque peut donc se résumer par :
— Supprimer les stress endogènes.
— Gérer les stress exogènes.
— Augmenter sa capacité de résistance au stress.
— Et croquer la vie à pleines dents !

4. L'adaptation au stress

« Beaucoup de choses renaîtront qui étaient depuis longtemps oubliées. »

Horace.

La technologie moderne nous offre des possibilités fabuleuses dont nos grands-parents n'auraient même pas pu rêver : la possibilité de téléphoner instantanément à l'autre bout du monde,

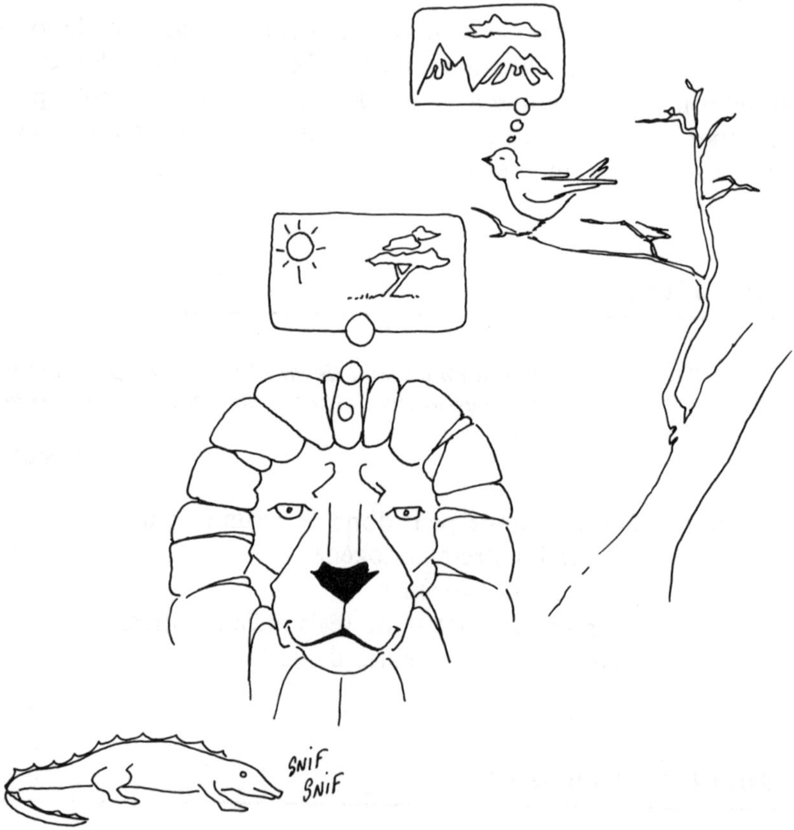

Les animaux sauvages ne connaissent pas le stress : ils acceptent la vie comme elle vient, vivent selon leurs rythmes biologiques et se nourrissent d'aliments totalement naturels.

d'envoyer des satellites dans l'espace ou de faire des calculs complexes avec un ordinateur en quelques millièmes de seconde. Ce faisant, l'homme s'est sédentarisé. Son cadre de vie a progressivement évolué de la forêt tropicale vers les grandes cités en béton et son alimentation des produits naturels mangés crus vers le fast food. Cela soulève une question fondamentale : sommes-nous adaptés à ce nouvel environnement ? Combien de temps faut-il pour que l'adaptation puisse avoir lieu ? Il y a deux types d'adaptation : l'adaptation *immédiate* et l'adaptation *génétique*.

Toute la physiologie humaine est inscrite dans le code génétique que l'on trouve dans le noyau de chaque cellule. L'adaptation immédiate consiste à résoudre un problème nouveau avec les outils génétiques dont nous disposons. C'est ainsi que la première fois que vous dégustez un clafoutis à la framboise (qui est une invention culinaire récente), celui-ci sera digéré alors que vos intestins n'ont pas forcément tous les outils (enzymes...) nécessaires à sa digestion. Dans un deuxième temps seulement, il y a adaptation génétique. Nos gènes auraient alors intégré l'existence du clafoutis à la framboise et tous nos descendants y seraient adaptés. Combien de temps faut-il pour que se fasse cette adaptation génétique ? Malheureusement beaucoup trop de temps pour que nous puissions espérer en voir le résultat... Les mutations génétiques (modification de l'A.D.N.) pour obtenir une race dotée de nouvelles caractéristiques demandent plusieurs millions d'années. L'homme est génétiquement très proche du chimpanzé puisque leurs codes génétiques sont identiques à plus de 99 % (1,73 m d'informations identiques sur une longueur totale de 1,74 m pour une molécule déroulée d'A.D.N. humain).

Malgré leur très grande ressemblance génétique, la bifurcation entre l'homme et le chimpanzé remonte à six millions d'années. Cela montre que notre héritage génétique n'évolue que fort lentement. Il faudrait vraisemblablement **beaucoup plus** que six millions d'années pour obtenir une race d'humanoïdes adaptés à un environnement totalement nouveau (bruit, luminosité, alimentation...). En attendant ce futur lointain, l'éloignement de la nature et les gros changements alimentaires provoquent le stress et la maladie. La sagesse consiste donc non pas à retourner vivre dans des grottes — ce ne serait pas possible, ni souhaitable — mais à manger et vivre de la façon qui convient.

Ne confondons pas le fait d'être habitué au stress (d'en avoir pris son parti) avec une adaptation génétique à ce nouveau mode de vie. On s'habitue psychologiquement en quelques semaines à mettre du sucre dans son café, à prendre un somnifère ou à fumer une cigarette à la fin du repas. Il faudrait d'innombrables générations pour que ces comportements soient compatibles avec notre programmation génétique.

Ce qui est à remettre en cause n'est pas le progrès scientifique (fort utile !), mais l'utilisation qui en est faite pour dégrader notre nourriture, notre environnement et nos consciences. *Science sans conscience n'est que ruine de l'homme.*

C'est l'intelligence conceptuelle qui permit à l'homme la domestication du feu, la fabrication de machines de guerre et l'élaboration de recettes aussi gourmandes que... nuisibles. Ne pourrait-on pas mieux utiliser cette intelligence ?

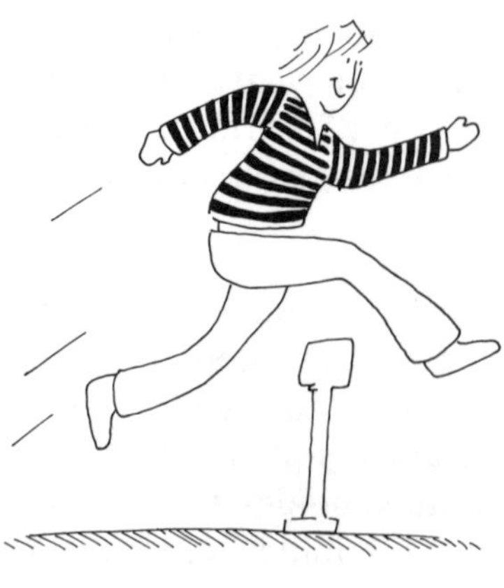

Les circonstances difficiles de la vie ne sont pas des problèmes mais une possibilité d'enrichissement, l'occasion de sauter plus haut.

CHAPITRE III

Testez votre stress

« Nous sommes tous des farceurs : nous survivons à nos problèmes. »

Émile Michel Ciorian.

1. Questionnaire test

Le stress est un ennemi vicieux qui ne se cache pas toujours où l'on s'y attendrait. Afin de mesurer votre niveau de stress et d'en localiser les sources, répondez sincèrement aux questions suivantes. Notez, dans la partie droite, la réponse à chaque question, par exemple 1C, 2B, 3A, 4D... puis faites les totaux comme indiqué. Si vous hésitez entre plusieurs réponses, choisissez celle qui vous convient le mieux (une seule réponse par question).

QUESTIONS	RÉPONSES
1. *Le matin, vous vous réveillez :* a) Avec le jour, d'un bond et en pleine forme. b) Difficilement, sans vous presser. c) Pataud, en maugréant contre ce fichu réveil.	**1**

QUESTIONS	RÉPONSES
2. *Vous rentrez chez vous exténué le soir, et il vous reste encore 3 heures de travail ; que faites-vous ?* a) Vous prenez un café, une cigarette et ça repart ! b) Vous accélérez pour en finir rapidement. c) Vous vous allongez sur votre lit ou prenez un bon bain, cela ira mieux après !	**2**
3. *Un coup de pompe en pleine journée ; que faites-vous ?* a) Vous en profitez pour aller aux toilettes et boire un verre d'eau. b) Vous faites une pause café ou une pause cigarette. c) Vous changez d'activité. d) Vous ouvrez la fenêtre. e) Vous vous fâchez car « ce travail n'avance pas ».	**3**
4. *Pour vous, la musique doit s'écouter :* a) Après 10 heures du soir et au-dessus de 90 décibels. b) Dans l'autobus, avec un Walkman, pour gagner du temps. c) Vous n'avez pas de temps à perdre à écouter de la musique. d) Plutôt du classique ou des musiques d'ambiance, mais pas régulièrement.	**4**
5. *Votre boisson préférée est :* a) Du vin ou de la bière. b) Du jus de fruit. c) De l'eau.	**5**
6. *Quel est votre but dans la vie ?* a) Je n'en sais rien. b) Rester à l'abri des problèmes tels que le cancer, le chômage, le terrorisme, la famine... c) Gagner beaucoup d'argent pour pouvoir s'offrir des vacances de rêve dans le Pacifique. d) Faire des choses intéressantes et utiles.	**6**

QUESTIONS	RÉPONSES
7. *Vis-à-vis de l'avenir et du progrès scientifique :* a) Vous êtes confiant car le bon sens passe avant tout. b) Tout va de plus en plus mal. c) Cela ne vous préoccupe pas vraiment. d) Un jour, tous les problèmes seront résolus.	**7**
8. *Vis-à-vis de la vie intérieure, l'esprit, la vie après la vie... vous pensez que :* a) Ce sont des balivernes. b) Vous faites confiance aux spécialistes ; il y a des prêtres et des religieuses qui s'en occupent. c) Vous êtes croyant et pratiquant. d) Il vous paraît plus important de faire le bien autour de vous que de participer à des cérémonies religieuses.	**8**
9. *Vous gagnez à la loterie, quelle est votre réaction ?* a) Dormir, car la journée a été dure. b) Vous invitez vos amis pour fêter l'événement dans le meilleur restaurant de la ville et vous terminez la soirée en boîte de nuit. c) Vous vous demandez ce que vous allez bien pouvoir faire de tout cet argent.	**9**
10. *Vous prenez des calmants ou des somnifères :* a) Jamais, c'est contraire à vos idées. b) Exceptionnellement, quand c'est nécessaire. c) Vous en avez toujours dans l'armoire à pharmacie au cas où... d) Régulièrement.	**10**
11. *Vous faites la queue pour acheter un billet de train ; il vous reste 10 mn avant le départ et la queue n'avance pas :* a) Vous maugréez contre ces imbéciles qui n'ont jamais de monnaie. b) Cool ! Vous avez encore 10 mn devant vous. c) Vous sortez une cigarette pour vous calmer. d) Vous doublez tout le monde pour ne pas rater le train. e) Vous regardez constamment votre montre.	**11**

QUESTIONS	RÉPONSES
12. *Un membre de votre famille devait venir vous voir il y a plus d'une heure ; il n'est toujours pas arrivé et le téléphone chez lui ne répond pas :* a) Vous l'attendez en vous tournant les pouces. b) Vous vous inquiétez. c) Vous en profitez pour mettre un peu d'ordre dans vos affaires. d) Vous téléphonez partout pour retrouver sa trace.	**12**
13. *En fin de journée, vous êtes pris d'une violente migraine :* a) Vous êtes partisan des méthodes héroïques : la douche froide. b) Vous prenez tout simplement un cachet d'aspirine. c) Vous vous allongez en attendant que cela passe. d) Vous n'avez jamais de migraine.	**13**
14. *Les petits travaux tels que le ménage et la vaisselle sont, pour vous :* a) Source de joie : vous aimez que tout soit propre. b) C'est le cadet de vos soucis. c) Une corvée nécessaire. d) Vous n'avez pas le temps de vous en occuper.	**14**
15. *Votre consommation de café :* a) Environ 1 tasse par jour. b) Environ 5 tasses par jour. c) Vous préférez un grand bol d'air frais.	**15**
16. *Si vous habitiez dans un petit village à 2 km de votre lieu de travail, vous feriez les déplacements :* a) A pieds ou en bicyclette. b) Par les transports en commun. c) En voiture, cela laisse plus de liberté. d) Vous détestez les transports.	**16**

QUESTIONS	RÉPONSES
17. *Votre consommation de viande, volaille et charcuterie :* a) Environ trois fois par semaine. b) Environ une fois par jour. c) A tous les repas.	**17**
18. *Au restaurant, si vous aviez le choix, vous prendriez plutôt comme hors-d'œuvre :* a) Une assiette de charcuterie. b) Une grande salade de crudités. c) Une soupe.	**18**
19. *Aimez-vous le sucre, les pâtisseries et les boissons sucrées (sodas...) ?* a) Bien sûr, j'adore et le sucre est d'ailleurs l'aliment du muscle. b) Sans plus. c) Vous préférez les fruits frais et touchez rarement à ces aliments de dégénérescence. d) Vous êtes un spécialiste en pâtisseries.	**19**
20. *Vous auriez plutôt tendance à :* a) Penser peu et agir beaucoup. b) Penser beaucoup et agir beaucoup. c) Penser peu et agir peu. d) Penser beaucoup et agir peu.	**20**
21. *Dans l'ensemble, pour vous la vie est :* a) Belle. b) Merveilleuse, pleine de rebondissements inattendus. c) Plutôt triste. d) Hypocrite.	**21**
22. *Dans votre activité habituelle (études, profession, tâches ménagères...) :* a) Vous êtes enthousiaste et faites de votre mieux sans voir passer le temps. b) Vous travaillez parce que c'est nécessaire, mais vous préféreriez un travail plus intéressant.	**22**

QUESTIONS	RÉPONSES
23. *Vous vous couchez le soir :* a) Quand le sommeil vous prend. b) Toujours à la même heure. c) Plutôt tard, quand votre travail est terminé. d) A des horaires très variables.	**23**
24. *Vous mangez des fruits :* a) A tous les repas et toutes sortes de fruits, y compris exotiques. b) Un fruit par jour. c) Presque jamais.	**24**
25. *Vous vivez :* a) Toujours en pleine forme, jamais malade. b) Le plus souvent fatigué et déprimé. c) Avec des hauts et des bas. d) Souvent en bonne forme et enrhumé l'hiver.	**25**

2. Résultats

a) Votre niveau de stress

— *Réponses à 5 points :* 1B, 2B, 3B, 5B, 6C, 7D, 9C, 10B, 10C, 13A, 13B, 14D, 15A, 16B, 16C, 17B, 18C, 19B, 20C, 21A, 23D, 24B, 25C, 25D.

— *Réponses à 10 points :* 1C, 2A, 3B, 3E, 4A, 4B, 5A, 6A, 6B, 7B, 8A, 8B, 9B, 10D, 11A, 11C, 11E, 12A, 12B, 12D, 13D, 14C, 15B, 16D, 17C, 18A, 19A, 19D, 20D, 21C, 21D, 22B, 23C, 24C, 25B.

Mon niveau de stress est de : ... sur 250 points.

0 = Bravo ! Mais est-ce possible ?

Entre 5 et 150 points : vous pouvez faire mieux. Appliquez la prévention du stress et votre niveau de stress chutera.

Entre 155 et 250 points : courage, c'est à vous que ce livre peut apporter le plus.

b) Votre niveau de vitalité et de dynamisme

— *Réponses à 5 points :* 1B, 3D, 5B, 14D, 24B, 25C, 25D.

— *Réponses à 10 points :* 1A, 2A, 2B, 3A, 3C, 3D, 5C, 6C, 6D, 7A, 7D, 8C, 8D, 9B, 10A, 11D, 12C, 12D, 13A, 13D, 14A, 15C, 16A, 17A, 18B, 19C, 20A, 20B, 21A, 21B, 22A, 24A, 25A.

Mon total de dynamisme est de : ... sur 230 points.

D'une façon générale, plus le niveau de stress est élevé, moins on a de dynamisme et de vitalité, mais pas toujours : certains peuvent être à la fois stressés et dynamiques, mais cet état n'est pas stable car les réserves s'épuisent... Les scores suivants vous permettront de découvrir à quelles causes profondes du stress vous devez vous attaquer en priorité afin de multiplier votre potentiel de vitalité.

c) Votre alimentation

— *Réponses à 5 points :* 5B, 18C, 19B, 24B.
— *Réponses à 10 points :* 5C, 15C, 17A, 18B, 19C, 24A.

Mon total est de : ... sur 60 points.
L'alimentation vitalisante augmentera ce score et votre vitalité. L'alimentation est la cause profonde du stress la plus importante.

d) Respect des rythmes biologiques

— *Réponses à 5 points :* 4C, 9C, 25C.
— *Réponses à 10 points :* 1A, 2C, 3A, 3C, 3D, 4D, 9A, 13C, 13D, 15C, 23A, 23B, 25A.

Mon total est de : ... sur 90 points.
Un bon score signifie que vous respectez vos rythmes biologiques, facteur important d'équilibre et de vitalité.

e) Vie intérieure et pensée positive

— *Réponse à 5 points :* 21A.
— *Réponses à 10 points :* 6D, 7A, 7D, 8C, 8D, 14A, 21B, 22A.

Mon total est de : ... sur 60 points.
Plus votre score est élevé, plus votre idéal est élevé et positif ; cela vous met à l'abri du stress.

CHAPITRE IV

Mécanismes du stress

« Le tout est de changer. »
Colette.

1. Une véritable forteresse

« L'homme est trop merveilleux pour qu'il ne soit que le fruit du hasard. »
Professeur Henri Joyeux.

Que se passe-t-il dans l'organisme lors d'un stress ? Pour mieux comprendre, nous pouvons comparer l'organisme à une forteresse, le stress étant l'ennemi qui donne l'assaut. Pour résister, la forteresse doit être d'une construction solide : ce n'est plus le moment de renforcer la muraille lorsque l'ennemi attaque ! D'où l'importance de la prévention. C'est en temps de paix, même si tout est calme, qu'il faut colmater les brèches et renforcer les murs.

Maintenant, l'assaut commence. Dans la forteresse, les vigiles donnent l'alerte. Le système nerveux transmet l'information à l'état-major (le cerveau) qui déclenche immédiatement la riposte appropriée. En quelques dixièmes de seconde, toute la forteresse est prévenue. Les muscles se raidissent, l'attention se focalise sur l'assaillant et les troupes sont mobilisées. Voyez maintenant la perfection du corps humain : la riposte sera locale ou générale en fonction de l'agression. Si l'attaque est de faible ampleur, par exemple lorsque vous vous piquez en marchant sur une épine, la stimulation douloureuse remonte jusqu'à la moelle épinière et redescend immédiatement par la voie réflexe pour lever la jambe. A peine le cerveau a-t-il été informé : l'agression était locale et ne nécessitait pas une mobilisation générale. L'importance de la réponse est proportionnée à l'agression.

Le cerveau assure une double fonction : la surveillance de l'activité de l'organisme (gestion du système nerveux) et le développement des facultés nobles (conscience, lucidité, créativité, spiritualité...). Si les forces de police ne parviennent pas à contenir une agression, le roi doit se détourner de ses tâches nobles pour veiller au retour à l'ordre dans son royaume. De la même façon, un homme soumis au stress ne peut pas s'épanouir pleinement sur le plan de la conscience et de la vie spirituelle car son cerveau est monopolisé par des tâches de survie. Le résultat est que de nombreux individus ont perdu la conscience des choses de l'esprit ou n'en ont qu'une conscience très floue. Toute une dimension de la vie leur échappe, à tel point que nous qualifions de « surnaturels » certains phénomènes exceptionnels. Et si le surnaturel n'était que du naturel dont notre façon de vivre nous a séparé ? Cette coupure remonterait alors à quelques dizaines de milliers d'années, lorsque l'homme a commencé à se sédentariser et à cuire sa nourriture. On est certain que la cuisson existe depuis 10 000 ans car on a retrouvé des débris culinaires calcinés. Les traces de foyers les plus anciens font remonter l'usage du feu à 380 000 ans (1).

2. Stress et système nerveux

« La vie est toujours instable comme une goutte d'eau sur une feuille de lotus. »

Sankacharya.

A force de « vivre sur les nerfs », il n'est pas étonnant que le système nerveux se déséquilibre. Le stress mène à la dépression

1. Josette Renault-Mikovski : *L'Environnement au temps de la préhistoire* (Robert Masson, 1986).

nerveuse, est générateur d'angoisse, de nervosité et d'insomnie. Il donne envie de se suicider (2). De par ses effets sur le psychisme, le stress prédispose à toutes les maladies psychosomatiques telles que l'asthme, l'ulcère à l'estomac ou les états inflammatoires (colite, arthrite...). A vrai dire, on pourrait remplir des pages entières avec les maladies que le stress favorise.

Le système nerveux assure la bonne marche de l'organisme. Il traite et transmet toutes sortes d'informations comme un véritable ordinateur. On distingue le **système nerveux volontaire**, dont nous sommes conscients et qui est essentiellement formé de l'enveloppe du cerveau (cortex), et le **système nerveux végétatif**. Celui-ci est végétatif car il s'occupe automatiquement du bon fonctionnement de l'organisme, sans intervention consciente. Il régule par exemple le rythme cardiaque et les mécanismes de la digestion.

Le système nerveux végétatif est constitué de deux réseaux indépendants : le **sympathique** et le **parasympathique**. En simplifiant, nous pouvons dire que le sympathique accélère le métabolisme : il augmente la pression sanguine, le rythme cardiaque et le rythme de la respiration. Lors d'un stress, il est mis à contribution : la distribution accélérée de sang bien oxygéné permet de faire face à l'agression. Au contraire, le parasympathique ralentit le rythme cardiaque, la pression sanguine et le métabolisme de base. Il prend le dessus la nuit ou en période de repos et assure la reconstitution des réserves, la réparation des tissus et l'assimilation des aliments. C'est lui qui innerve les intestins.

L'équilibre nerveux résulte d'une subtile alternance entre le parasympathique et le sympathique. L'un reconstitue les réserves que l'autre dépense. Tout le problème du stress se résume en un surmenage du sympathique, le parasympathique ne parvenant pas à suivre. La solution est simple : redonner la main au parasympathique par tous les moyens possibles : relaxation, sommeil, bains

---

2. Power, Cooke et Brooks : *Life-stress, Medical lethality and Suicidal intent* (British Journal of Psychiatry, vol. 147, n° 12, 1985).

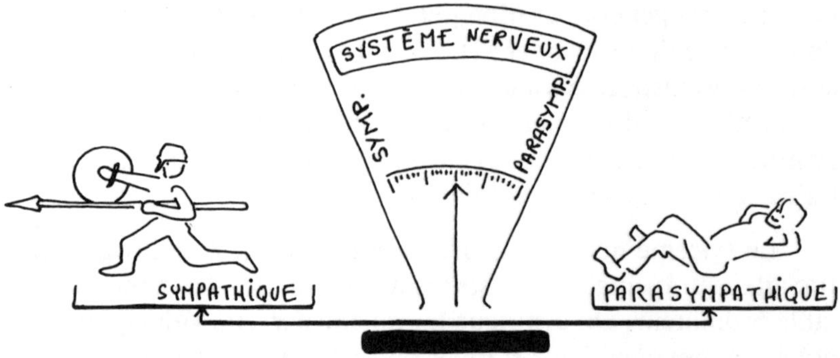

Le système nerveux sympathique correspond à un état actif de dépense d'énergie.
Le système nerveux parasympathique supervise les processus de récupération et de régénération de l'organisme.
La vie est possible par une subtile alternance de l'un et de l'autre.

---

chauds, méditation, respect des rythmes biologiques... et cesser le matraquage du sympathique par des excitants (tabac, café, thé...).

A la suite d'une forte stimulation, par exemple un bruit violent, l'information parvient à l'hypothalamus qui stimule le système nerveux sympathique. Les glandes médullo-surrénales, situées juste au-dessus du rein, se mettent alors à sécréter des catécholamines (adrénaline, noradrénaline, dopamine...). L'adrénaline a pour effet d'accélérer le rythme cardiaque, d'augmenter la pression artérielle et de transformer une partie des réserves de glycogène du foie en glucose immédiatement disponible.

Simultanément, l'hypothalamus alerte l'hypophyse qui va faire sécréter de la cortisone aux glandes cortico-surrénales. La cortisone va permettre dans les heures qui suivent de reconstituer les réserves du foie par décomposition de protéines (catabolisme). En cas de stress répétés, cela peut produire un amaigrissement, une faiblesse du système immunitaire ou l'augmentation des taux d'urée et d'acide urique dans le sang.

En stimulant le système nerveux sympathique, le stress bloque la digestion ce qui explique les réactions telles que « *Cela m'a coupé l'appétit* ». Les muscles érecteurs des poils de la peau sont d'innervation sympathique, ce qui donne la chair de poule et « hérisse le poil » lors d'un stress.

Au bout d'un certain temps, en principe lorsque tout danger est écarté, le parasympathique reprend le dessus par un effet de balancier. Cela produit des nausées, des étourdissements, un sentiment de faiblesse. On dit : « *J'en ai les bras qui tombent.* »

L'action du stress modifie l'enregistrement des ondes électriques du cerveau sur un électroencéphalogramme. Selon l'état mental du sujet, on distingue différents enregistrements :

Le rythme *bêta* correspond à un état d'activité physique ou émotionnel ; c'est, par exemple, le rythme d'une personne en train de réfléchir, de regarder ou de travailler. Les rythmes *thêta* et *delta* caractérisent la profondeur du sommeil. Le rythme *alpha* survient spontanément au bout de quelques instants lorsqu'on ferme les yeux. Il traduit un état de calme mental bienfaisant et entre autres antistress (dissolution des tensions nerveuses). On le retrouve chez

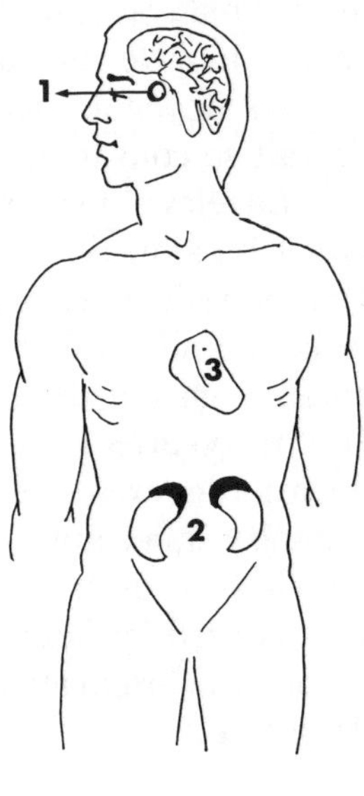

1. L'hypophyse pèse environ 0,5 g mais joue un rôle essentiel. Suite à un stress, elle reçoit l'information et met en alerte le système hormonal.
2. Les glandes surrénales vont alors sécréter de l'adrénaline et de la cortisone qui auront pour effet de mobiliser les réserves d'énergie et notamment de glucose.
3. L'adrénaline accélère le cœur.

les personnes en cours de relaxation, de prière, de méditation et lors de l'endormissement. Le rythme alpha est un rythme essentiel au niveau de l'épanouissement de la vie intérieure.

L'habitude ancestrale de la prière quotidienne avait certainement un rôle à jouer non seulement au niveau spirituel mais aussi pour le simple équilibre psychique. Le rythme alpha est celui de la récupération nerveuse. Il est en relation avec le débranchement du système nerveux sympathique en faveur du parasympathique (mise en route des processus de régénération et ralentissement du métabolisme). Les personnes stressées ont plus de difficultés à se mettre en rythme alpha et cet état s'avère chez elles plus instable : une simple distraction suffit à les agiter nerveusement. La prévention du stress permet aux rythmes cérébraux de se régulariser et à l'organisme de mieux fonctionner.

La télévision constitue un grand progrès pour l'humanité ; pouvoir porter instantanément des images par satellite à l'autre bout du monde est une prouesse technique formidable. Il sera bientôt possible de fabriquer des télévisions portables miniaturisées, de dimensions inférieures à celles de ce livre et bon marché. C'est faire un très mauvais usage du progrès que de s'abrutir plusieurs heures par jour devant son poste. Le Français y passe 2 h 45 mn par jour en moyenne ! Comme toutes les bonnes choses, la télévision devrait se consommer avec modération.

La télévision entretient artificiellement un rythme cérébral de type bêta alors que nous sommes déjà surmenés par ailleurs. Cet abus entretient le stress, d'autant plus que cette activité purement cérébrale ne s'accompagne d'aucun défoulement physique. Les enfants ont plus besoin de courir et de jouer que de télévision ! De par son effet sur les rythmes cérébraux, la télévision fait partie du cycle des excitants. Il peut d'ailleurs y avoir « accoutumance » à la télévision comme au tabac ou au café. En prenant vos distances vis-à-vis de la télévision, vous remplacerez des stimulations visuelles artificielles par des activités plus authentiques : le travail, le sport, le bricolage... Vous passerez du cycle du stress au cycle de la joie !

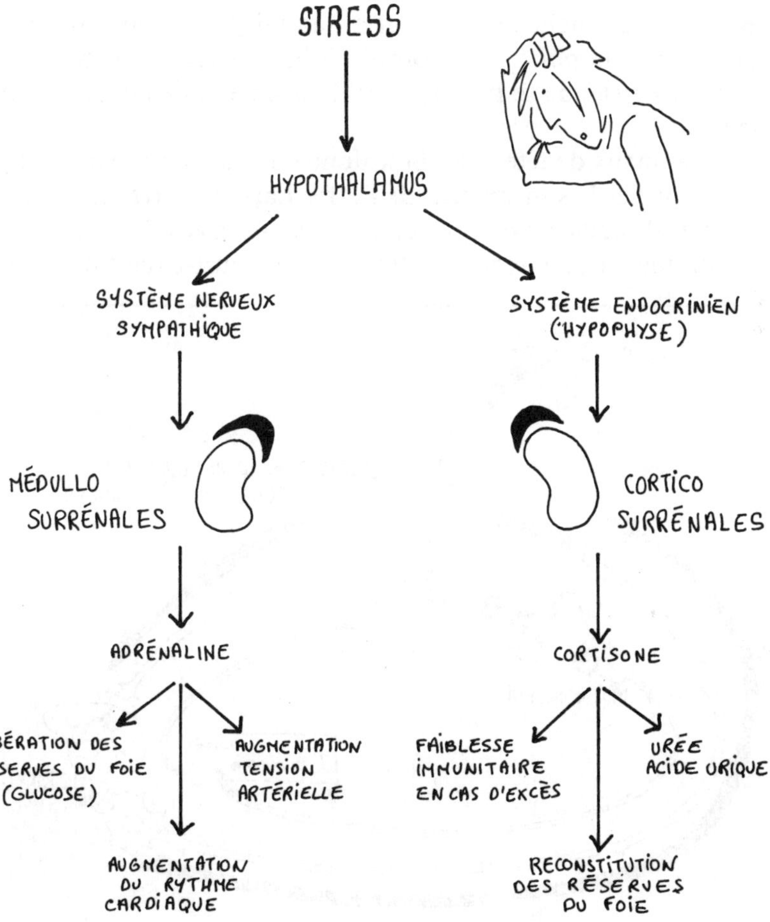

Il existe en électronique un effet nommé « Larsen » qui se produit quand on place un micro juste devant le haut-parleur. Le son passe dans le micro, est amplifié, passe dans le haut-parleur puis dans le micro, est encore amplifié... et les décibels s'emballent. Cela produit un sifflement strident très pénible. Le stress correspond à un phénomène semblable au niveau du système nerveux. Des stimuli nerveux en surnombre viennent frapper le micro (neurone récepteur) qui achemine le tout à l'ampli (le cerveau) qui donne une réponse amplifiée sous forme d'influx nerveux (neurones émetteurs). Le système se bloque ainsi dans un état de tension permanente.

Les maux de tête et les bourdonnements d'oreille ne sont pas sans rappeler le son strident de l'effet Larsen. Certains bourdonnements d'oreille s'expliquent par des causes mécaniques au niveau de l'oreille interne, mais d'autres sont un court-circuit nerveux de

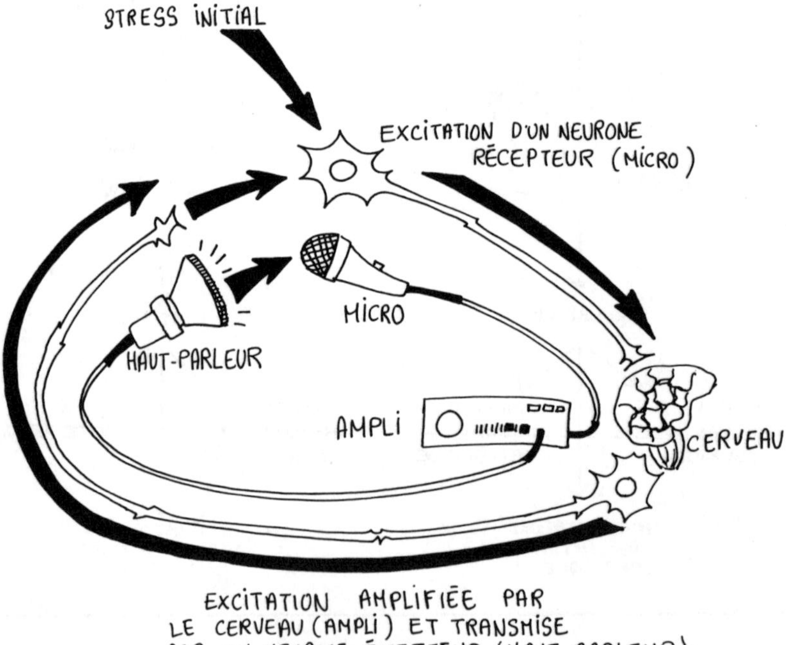

Le phénomène du stress est semblable à l'effet Larsen en électronique : un stress initial amène une réponse amplifiée. Cette réponse peut être :
— Utile si le stress initial nécessitait une réaction forte et urgente.
— Doublement néfaste si le stress initial était une stimulation artificielle (tabac, excitants ou molécules anormales d'origine alimentaire), car ce stress inutile est alors amplifié.
Ce cercle vicieux explique les contractions musculaires, l'agressivité et les bourdonnements d'oreille et certains maux de tête.

type Larsen dans les circuits auditifs du cerveau. Plus les excitations parasites sont nombreuses, plus le Larsen risque de s'installer. Les stimulations parasites les plus répandues sont les pensées agitées et tourmentées et les stimulations chimiques des terminaisons nerveuses par les excitants (caféine, nicotine...) et par les molécules anormales provenant d'une alimentation artificielle.

Cette façon d'expliquer les bourdonnements d'oreille et certains maux de tête est d'autant plus probable qu'on constate des survenues ou disparitions des bourdonnements et céphalées en fonction de l'alimentation des jours précédents et que certains de ces troubles sont comme « déconnectés » par le sommeil et la relaxation.

Le trac, la timidité, la claustrophobie, toutes les autres phobies, la nervosité et l'agressivité sont autant de variantes de l'effet Larsen. Le court-circuit sera désamorcé en diminuant les stimulations parasites (alimentation saine et calme mental) et en diminuant le coefficient d'amplification (par la relaxation, la méditation, la prière et le « filtrage positif » des pensées).

3. Stress et sommeil

« *Dormir, c'est guérir.* »
Docteur Liébault.

Un grand nombre de mécanismes physiologiques et psychiques s'activent la nuit sous l'effet du système nerveux parasympathique. Le stress conduit à un état de surexcitation nerveuse qui bloque même la récupération nocturne.

La récupération nerveuse se fait essentiellement pendant les phases de sommeil paradoxal qui durent quelques minutes toutes les 90 minutes (3).

3. Voir, à ce sujet, l'ouvrage de Pierre Fluchaire : *Bien dormir pour mieux vivre* (épuisé).

On constate, sur un électroencéphalogramme, que la phase de sommeil paradoxal est raccourcie chez les gros fumeurs, les gros consommateurs d'alcool, les drogués et les individus sous stress. Autrement dit, un état de stress permanent empêche la récupération. Certains tranquillisants et somnifères provoquent un abrutissement ou un sommeil lent mais on a pu remarquer que ces mêmes médicaments raccourcissent les phases de sommeil paradoxal. Avec ces médicaments, le repos musculaire (l'immobilité) se fait mais la récupération nerveuse se fait mal. Cela explique que l'on puisse dormir lourdement et se lever aussi tendu qu'on s'était couché la veille.

Il y a plusieurs façons de dormir. Certains dorment bien, d'autres mal. Le bien-dormir s'apprend. On peut même devenir un dormeur-champion et arriver à dormir moins et mieux, sur commande et n'importe où. Voici quelques conseils pour améliorer votre sommeil :

— Éviter les excitants (thé, café, viande...) surtout le soir.

— Le sommeil est le reflet de l'alimentation : manger moins mais mieux !

— Alléger le repas du soir et le prendre avant 19 heures.

— Ne pas trop chauffer sa chambre et veiller à son aération (laisser la fenêtre entrouverte).

— Faire un peu d'exercice (marcher au grand air), boire un grand verre d'eau ou une infusion calmante (tilleul, oranger...) et respirer bien à fond avant de se coucher.

— S'étirer dans toutes les directions sur son lit, bâiller, puis faire le bilan mental de la journée et prévoir des activités enrichissantes pour le lendemain. Sourire ! La nuit est un moment de calme bien mérité : « *Il fait bon s'endormir sur un sourire de pardon* » disait Mme Desanka Maksinovic.

— Si l'agitation vous empêche de vous endormir ou vous réveille en pleine nuit, levez-vous, allez aux toilettes, buvez un grand verre d'eau fraîche, étirez-vous et respirez très lentement (une fois toutes les 30 secondes environ en vous recouchant).

— Si le sommeil ne vient toujours pas, faire semblant de dormir et il viendra !

Nous passons le tiers de notre existence au lit. Apprenez à bien apprécier ces heures : elles ne sont pas perdues mais au contraire utiles ; faites-en un havre de paix dans la tourmente !

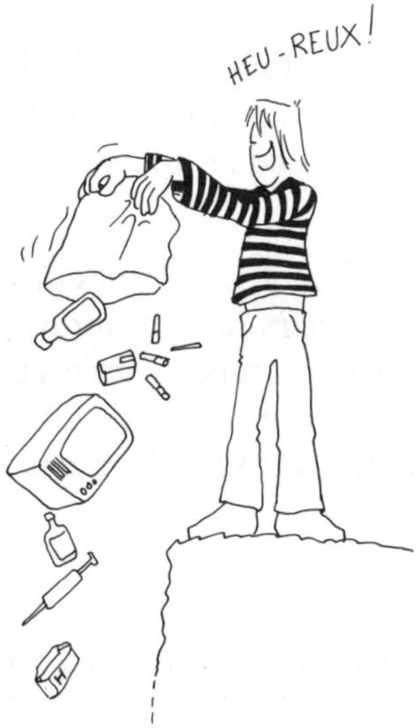

Après la nuit, le réveil. La plupart de nos contemporains qui n'ont pas de problème pour dormir en ont beaucoup pour se réveiller le matin. La sonnerie du réveil est un stress important. Ceux qui ne parviennent pas à se lever le matin ont souvent une surcharge alimentaire hépatique (foie fatigué). Il faut alors alléger l'alimentation, notamment en graisses. Voici d'autres suggestions pour vous réveiller en pleine forme :

— Prévoyez de vous lever un quart d'heure plus tôt, mais sans vous presser.

— Choisissez pour vous lever une phase de sommeil superficiel (toutes les 90 minutes). Pour cela, essayez de décaler l'heure du réveil (plus ou moins 15 minutes) jusqu'à trouver l'horaire idéal.

— Réveillez-vous progressivement en commençant par le mental et la respiration.

— Avant d'ouvrir les yeux, respirez bien à fond trois fois.

— Bougez d'abord les doigts des mains et les doigts de pied, ensuite étirez-vous et bâillez.

— Buvez un grand verre d'eau.

— Roulez plusieurs fois sur le côté de droite à gauche et enfin levez-vous.

— Alors, prenez une douche (froide si possible) et commencez la journée par une « activité positive » qui vous remplisse d'énergie : chanter, prier, méditer ou lire quelques lignes d'un livre qui vous tient à cœur.

Le stress est un puissant perturbateur du sommeil ; il mène à l'insomnie, en général vers la quarantaine, mais parfois beaucoup plus tôt. Les quatre facteurs essentiels de prévention du stress amélioreront beaucoup votre sommeil. Un adulte normal est fait pour dormir agréablement et se réveiller en super-forme sans pilule pour dormir !

4. Le glucose, carburant de la machine humaine

« Le vrai bonheur coûte peu. S'il est cher, il n'est pas d'une bonne espèce. »

Chateaubriand.

Dans une voiture, on met de l'essence. Le glucose est l'énergie de base du corps humain ; il provient des glucides (essentiellement les fruits et céréales dans l'alimentation) et il nous en faut environ 500 g par jour. C'est le carburant du muscle mais surtout du système nerveux. Le cerveau pèse 1,4 kg chez un adulte normal, soit 2 % du poids du corps, mais il consomme 15 % du glucose : c'est un gros consommateur de glucose et d'oxygène.

L'oxygène permet la transformation du glucose en énergie par la réaction :

C (carbone du glucose) + O_2 (oxygène) $\rightarrow$ CO_2 (gaz carbonique rejeté par les poumons) + énergie + autres molécules organiques.

Cette réaction chimique fondamentale permet la vie. Elle n'est possible à température ambiante que grâce à la présence de vitamines et d'enzymes spécifiques.

Afin que la terre ne se transforme pas lentement en un gigantesque nuage de gaz carbonique, les plantes permettent la réaction inverse appelée « photosynthèse » :

CO_2 (gaz carbonique) + énergie (soleil) → C (plante) + O_2 (oxygène).

Le glucose est si important dans le corps humain qu'il existe un mécanisme de régulation spécial pour en maintenir le taux dans le sang autour de 1 g/l.

Si le taux de glucose baisse (hypoglycémie), automatiquement l'adrénaline va transformer les réserves de glycogène du foie en glucose. Inversement, si le glucose est en excès (hyperglycémie), l'insuline sécrétée par le pancréas transforme une partie du glucose en glycogène.

Le stress modifie les mécanismes du glucose en faisant sécréter de l'adrénaline. A court terme, cela permet de disposer de plus de glucose pour parer au danger mais, à long terme, le stress empêche l'assimilation des aliments et dérègle la régulation de la glycémie (4).

Pour fonctionner correctement, les mécanismes du glucose consomment des vitamines, des sels minéraux et des enzymes. En pratique, seuls les fruits mangés crus et les graines germées apportent simultanément les glucides et les vitamines et enzymes nécessaires à leur assimilation. Une pomme cuite contient la même quantité de glucides qu'une pomme crue, mais ces glucides seront moins utilisables car il manque les enzymes.

Il est important pour la glycémie de manger des aliments complets et crus (5). L'usage du sucre blanc habituel (saccharose) cons-

---

4. Wing, Epstein, Blair et Nowalk : *Psychologic stress and Blood glucose levels in non-diabetic subjects* (Psychosomatic Medicine, vol. 4, décembre 1985).

5. Voir, à ce sujet, l'ouvrage de Danièle Starenkyj : *Le Mal du sucre* (Éditions Orion).

titue un véritable matraquage des mécanismes du glucose : après une montée en flèche (hyperglycémie), le taux de glucose s'effondre, laissant l'individu en état d'hypoglycémie. Le sucre est, de plus, un dangereux déminéralisant.

Malmenés par une alimentation défectueuse (sucre...) et par les excitants (stress, tabac, café...), les mécanismes de régulation du glucose se mettent à mal fonctionner. C'est la porte ouverte à l'hypoglycémie permanente puis au diabète. Le coup de pompe à 11 heures du matin est caractéristique de l'hypoglycémie. Lorsqu'il y a hypoglycémie, c'est le corps entier (et en particulier le cerveau) qui souffre. L'hypoglycémie ne se corrige que par le retour à une alimentation saine excluant le sucre.

*
* *

Pour se libérer du stress, il faut chouchouter sa glycémie ; pour cela :

1. Bannir les excitants (thé, café, tabac) et le sucre qui malmènent les mécanismes du glucose.

2. Manger des glucides facilement assimilables (fruits frais) et des glucides à assimilation lente (céréales complètes si possible germées).

5. Réserves et vitamines

« La cigale ayant chanté tout l'été
Se trouva fort dépourvue
Quand la bise fut venue. »
La Fontaine.

Pour faire face à un danger, le stress pioche dans les réserves de vitamines et d'éléments minéraux. Des stress répétés engendrent des carences. Si l'alimentation est inadéquate et le repos insuffisant, il y aura déminéralisation progressive.

Les personnes sous stress augmentent leurs besoins en vitamines du groupe B (qui interviennent dans les mécanismes du glucose), en vitamine C (vitamine de la vitalité) et en magnésium (qui joue un rôle important pour l'équilibre nerveux) (6).

L'habitude de fumer diminue le taux de vitamine C dans le plasma sanguin (7). Chaque cigarette détruit 40 mg de vitamine C, soit presque l'équivalent d'une orange. Le sucre et les excitants (thé, café, cigarette) entraînent une consommation accrue de vitamines B et de magnésium.

Le stress est souvent associé à la spasmophilie et aux troubles du calcium. Des souris soumises au stress se décalcifient et le calcium se dépose dans la peau qu'elles perdent par la suite. Chez l'homme, le stress provoque également une décalcification mais le calcium va se déposer dans les artères ! Une injection intraveineuse de calcium est nécessaire lors de certaines crises de tétanie chez les spasmophiles.

Les fruits et légumes crus ainsi que les graines germées nous fournissent toutes les vitamines et tous les éléments minéraux nécessaires avec, de surcroît, les enzymes indispensables pour leur utilisation.

L'excès de vitamines peut s'avérer aussi dangereux qu'une carence. On s'abstiendra donc de prendre des vitamines en cachet, d'autant plus que les vitamines synthétiques ne donnent pas toujours d'aussi bons résultats que la même vitamine dans son contexte naturel.

La solution la plus sage consiste à manger plus de fruits, plus de légumes crus, des graines germées avec un apport occasionnel de céréales complètes, de poisson, d'œufs et de viande.

Certaines vitamines, comme la vitamine C, commencent à se décomposer à une température de 60°C. Plus vos aliments seront crus et frais, plus ils seront vitalisants. Plus la variété de fruits dont vous disposez est grande, plus vous êtes à l'abri de carences.

---

6. Sauberlich : *Studies in Human nutrition* (U.S. Army Medical Research and Nutrition Laboratory, Denver, juin 1967).

7. Kallner, Hartman et Hornig : *On the Requirements of Ascorbic acid in Man : steady state turnover and body pool in smokers* (American Journal of Clinical Nutrition, 1981).

Voici les principales sources de vitamines B et C et de magnésium pour prévenir le stress. Tous les chiffres sont en mg/100 g (8) :

Vitamine B1 :

— Toutes les céréales, la viande, les œufs et certains fruits.
— Riz complet (0,5) et autres céréales complètes (0,05 seulement pour le riz blanc du commerce).
— Pois chiche (0,4) et autres légumineuses (soja, lentille...).
— Jaune d'œuf (0,4).
— Bœuf et mouton (0,5).
— Pomme, poire, abricot, pêche... (en plus faible quantité).
— L'alcool et l'usage de farines raffinées engendrent des carences en vitamine B1.

Vitamine B2 :

— Foie de bœuf, de mouton ou de porc (3).
— Chou de Bruxelles (1,8).
— Amande (0,9), prune, poire et fruits (0,8).
— Céréales complètes (0,5 avant germination, augmente après 2 jours de germination).
— Épinard (0,3), salade et légumes verts.
— Viande, œuf et poisson (0,3).
— L'insuffisance de fruits et l'usage de farines raffinées est à l'origine de carences en vitamine B2.

Vitamine C :

— Le kiwi est le fruit le plus riche en vitamine C ; viennent ensuite le cynorhodon (1 000) et les baies (cassis, églantier, groseille...).
— Chou de Bruxelles (100), chou-fleur et chou (50).
— Orange et citron (50), pamplemousse (40).
— Tomate (30) et aussi les graines germées, l'ananas, les fraises...

---

8. Extraits du *Guide des vitamines* de Florence Arzel (Éditions Solar, 1982) et de *Vitamins* de Carol Hunter (Thorsons Publishing, 1978).

Fruits, légumes crus et graines germées constituent des sources de vitamines abondantes, parfaitement adaptées à la physiologie humaine.

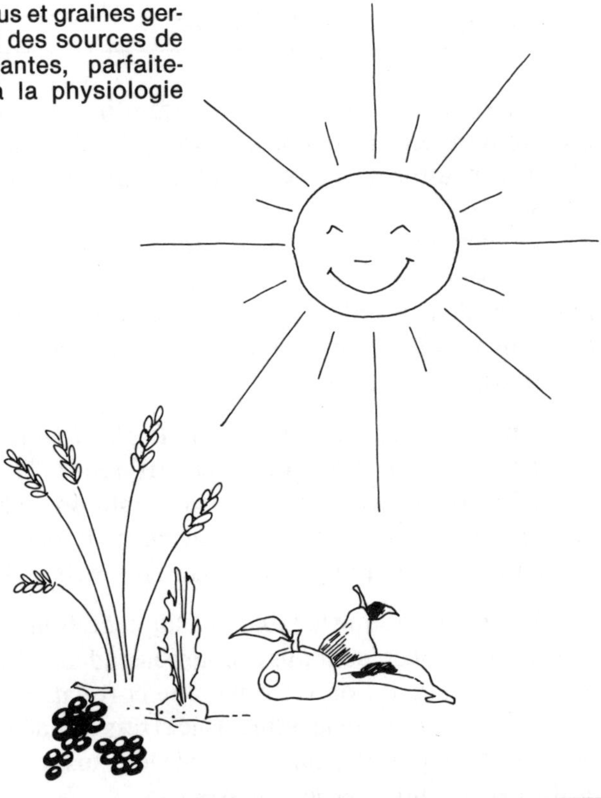

— Le tabagisme cause une importante déperdition de vitamine C.

Magnésium :

— Légumes verts (salade, épinard...).
— Pomme de terre et racines (carotte, navet...).
— Fruits oléagineux (noix, noisette, amande...).
— Céréales complètes et graines germées (riz, soja, lentille...).
— Jaune d'œuf.
— La consommation d'alcool, tous les excitants (café, cigarette...) et la pilule anticonceptionnelle peuvent causer une carence en magnésium.

6. Stress et système immunitaire

Le stress sollicite les mécanismes immunitaires. Le système immunitaire est un service d'ordre qui patrouille dans le sang. Il identifie, neutralise et évacue toute substance étrangère dans l'organisme.

A la longue, le stress affaiblit le système immunitaire (9). L'organisme se trouve alors fragilisé et plus réceptif à toutes les maladies, de la simple grippe jusqu'au cancer. Il est facile de constater par soi-même qu'on s'enrhume plus fréquemment en période de fatigue et de stress.

En ce qui concerne le cancer, le rôle favorisant du stress est souligné par plusieurs études scientifiques (10).

35 % des cancers proviennent d'habitudes alimentaires défectueuses, 30 % résultent du tabagisme et 10 % de l'alcool. **Plus de 75 % des cancers pourraient donc être évités par la prévention.**

Remarquons que le tabac et l'alimentation, les deux plus gros facteurs de cancer, sont aussi les ambassadeurs du stress. Pas étonnant dès lors que l'on retrouve une corrélation entre le stress et le cancer ! Ce n'est peut-être pas le stress lui-même qui est responsable de la plupart des cancers, mais les causes profondes du stress et du cancer qui sont les mêmes.

Y aurait-il un lien entre stress, hygiène de vie et sida ? Sida est l'abréviation de « Syndrome Immuno-Déficitaire Acquis ». Le

---

9. C. Macek : *Can stress and Grief depress immunity ?* (J.A.M.A., juillet 1982).

10. Borysenko : *Behavioral and physiological factors in the development and management of cancer,* Gen. Hosp. Psychiatry, avril 1982 ; Speer et Watson : *Towards a psychobiological model of cancer : psychological considerations,* Soc. Sci. Med., 1985. Il s'agirait d'une conséquence de l'action des corticoïdes et des catécholamines sécrétées par les surrénales sous l'effet du stress (A.T. Sapse : *Stress, cortisol, interferon and stress-related diseases,* Med. Hypothesis, janvier 1984). Le cancer est l'aboutissement d'un processus complexe à plusieurs étapes (*Some aspects of cancer epidemiology,* Biometrics, mars 1982) et le stress pourrait favoriser l'une de ces étapes.

Proportions de morts par cancer attribuées à différents facteurs (en France) (adapté d'après R. Doll et R. Peto) 1980.		
Facteur ou groupe de facteurs	Pourcentage de toutes les morts par cancer	
	Évaluation	Valeurs extrêmes
Tabac	30	25 - 40
Alcool	10	10 - 15
Régime alimentaire	35	10 - 70
Additifs alimentaires	< 1	–5 - +2
Habitudes sexuelles et de reproduction	5	1 - 13
Cancers professionnels	4	2 - 8
Pollution	2	<1 - 5
Produits industriels	< 1	<1 - 2
Cancers dus aux actes médicaux	1	0,5 - 3
Infection	10 ?	1 - ?

sida correspond à un effondrement des défenses immunitaires en présence d'un virus qui ne se transmet que par le sang et le sperme. Tous les porteurs du virus ne développent pas de déficience immunitaire ou, du moins, pas tout de suite et pas tous à la même vitesse. Ces porteurs sains continuent à vivre normalement. L'existence de ces porteurs sains suggère que le virus n'est pas seul en cause. Des différences individuelles et l'état du « terrain biologique » pourraient jouer un rôle majeur dans la prolifération du virus qui engendre la déficience immunitaire. L'état du terrain biologique résulte essentiellement d'une bonne alimentation. Il serait donc intéressant de soumettre des malades du sida à une alimentation « vitalisante ».

Le but du système immunitaire est de neutraliser les substances étrangères dans l'organisme. Mais d'où viennent ces intrus ? Quelques microbes ou impuretés pénètrent à travers la peau ou par la respiration, mais c'est l'alimentation qui est le plus gros pourvoyeur d'antigènes (11). Dans le cadre de malades immunodéprimés, il y a donc lieu de rechercher une alimentation vitalisante composée exclusivement d'aliments à l'état brut, non transformés, qui « économise » le système immunitaire.

Comment le système immunitaire va-t-il recevoir les molécules complexes issues de la friture des pommes de terre ? Ou celles qui font les effluves princières d'un bavarois aux fruits de la passion ? Jusqu'à une époque récente, on pensait que les parois de l'intestin faisaient le tri pour ne laisser passer que les substances utiles. Cette théorie simpliste est fausse. Même de très grosses molécules (macro-molécules) toxiques franchissent la barrière intestinale par un phénomène d'endocytose-exocytose comme, par exemple, la toxine du botulisme (12).

L'alimentation moderne regorge de grosses molécules artificielles qui n'existent pas dans la nature. A la longue, que deviennent ces molécules dans l'organisme ? Il y a là toute une voie de recherches à défricher et il ne serait guère étonnant que l'on y découvre une des causes de nos « maladies de civilisation » et un terrain propice aux infections virales telles que la grippe ou le sida.

Une alimentation riche en crudités et laissant au maximum de côté les procédés culinaires, permet de mettre au repos le système immunitaire. Il en résulte une bien meilleure résistance aux maladies... et au stress !

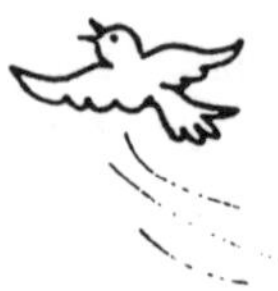

11. Charles W. Parker : *Immune responses to Environmental Antigens absorbed through the gastrointestinal tract* (Federation Proceedings, vol. 36, avril 1977).

12. Walker et Isselbacher : *Uptake and Transport of Macromolecules by the Intestine* (Gastroenterology, vol. 67, 1974).

7. Stress et système cardio-vasculaire

> *« Le stress est l'un des grands responsables de l'artériosclérose qui, à son tour, produit des spasmes vasculaires, des attaques et des infarctus ! »*
>
> Lennart Nilsson (13).

Le stress accélère le cœur et augmente la pression artérielle : le rythme cardiaque peut passer de 60 à 120 pulsations/minute en moins d'une minute. Cela permet de disposer de plus de sang et d'oxygène pour faire face au danger.

Le rythme cardiaque est un indicateur de la vitesse d'usure de l'organisme. Le débit du sang est proportionnel au métabolisme et à la consommation d'oxygène. Plus on vieillit, plus le cœur s'accélère. Les sportifs et les yogis ont un cœur plus lent. **Le sport et les exercices respiratoires entretiennent la jeunesse et augmentent la capacité à l'effort.**

Un adulte normal devrait avoir un pouls au repos de 60 pulsations par minute environ. Le rythme cardiaque au repos d'une personne sous stress ou d'un gros fumeur est plus proche de 90 que de 60. Leur capacité à l'effort est faible et l'essoufflement rapide. Sur le plan cardiaque, ils se fatiguent même sans rien faire ! Ce supplément de battements cardiaques se répercute sur le vieillissement. Pour une femme, cela donne à 40 ans un visage ridé comme à 60. Et pour les hommes (ne faisons pas de jaloux !), la puissance ou l'impuissance sexuelle sera à 30 ans celle d'un homme de 45 ans !

La prise du pouls au repos est une excellente façon de mesurer son niveau des stress. Votre médecin ou une infirmière vous montrera comment mesurer vos pulsations.

---

13. Voir, de cet auteur : *Le Corps victorieux* (Le Chêne, 1985), ouvrage avec de très belles photographies sur le fonctionnement du corps humain et du système immunitaire.

Le stress, comme le café et la cigarette, augmente la pression du sang dans les artères. Si le phénomène se reproduit jusqu'à devenir permanent, cela donne l'*hypertension*. De temps en temps, l'organisme épuisé donne alors un grand coup de barre dans la direction opposée pour récupérer : c'est la *dépression*. Tous les éléments du cycle des excitants (stress, bruit, café, cigarette, surconsommation de viande) tendent à augmenter le rythme cardiaque et la pression sanguine. Le sel est aussi un facteur d'hypertension. Pour se sortir d'une dépression, il faut accorder au corps le repos qu'il demande en supprimant les excitants (le bruit, le café, la cigarette, le stress...), en allégeant l'alimentation (ne laisser que des aliments vitalisants) et en se relaxant au maximum. La relaxation, le repos, la méditation, la prière ou même des jeûnes courts de vingt-quatre heures ralentissent le rythme cardiaque pour compenser les effets du stress.

Le stress augmente l'agrégabilité plaquettaire, c'est-à-dire qu'il facilite la formation de caillots sanguins. Cela est utile en cas de blessure pour colmater la plaie, mais nocif chez des citadins surmenés. Si des caillots se forment à l'intérieur des artères, l'artère peut alors se boucher. S'il s'agit de l'artère coronaire, c'est l'infarctus du myocarde : le cœur n'est plus irrigué et cesse de battre. L'infarctus du myocarde tue quatre fois plus que les accidents de la route.

Une alimentation trop riche en graisses, en viandes et en laitages épaissit le sang. Un sang épais circule plus difficilement dans les veines et les artères. L'épaississement du sang veineux gêne la circulation de retour. Dans la vie de tous les jours, cela peut se traduire par une sensation de jambes lourdes. A long terme, une mauvaise circulation de retour engendre des varices.

L'infarctus et les maladies cardio-vasculaires frappent surtout des individus bons vivants, hyperactifs, stressés, en général à partir de la quarantaine mais maintenant de plus en plus jeunes. Si vous êtes de ceux qui foncent alors continuez, la vie est faite pour avancer ! Vous pouvez même augmenter votre vitalité tout en écartant tout risque cardiaque en jouant sur les quatre points suivants :

1. L'**alimentation** : pas d'excitants, pas de laitages, moins de viande, plus de fruits, de légumes et de graines germées.

2. **Cesser de fumer.**

3. Attention à la prise de **contraceptifs oraux** pour une femme ; cela peut donner des infarctus avant 30 ans ! L'habitude de fumer est une contre-indication à la prise de la pilule anticonceptionnelle car les risques se multiplient.

4. Un minimum d'**activité physique**.

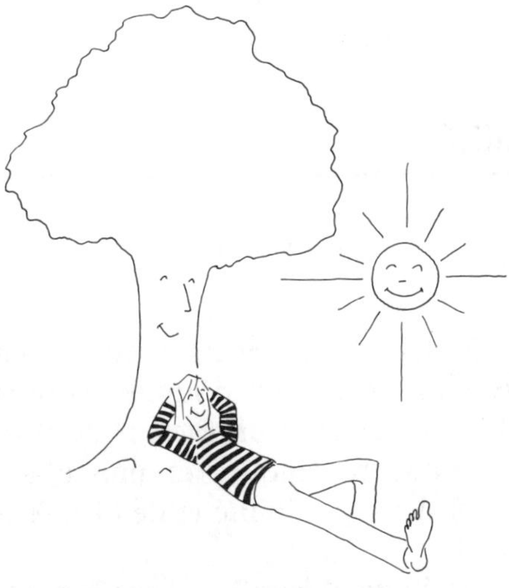

Une autre conséquence du stress sur le système vasculaire est la vasoconstriction périphérique. Les vaisseaux sanguins de la peau, des mains et des pieds se contractent tandis que les grosses artères intérieures se dilatent. Les extrémités moins bien irriguées ont alors tendance à se refroidir de plusieurs degrés centigrades. Cela donne des mains froides, des pieds froids. On a même inventé des petites cartes à mesurer le stress (format carte de crédit) sur lesquelles on pose son pouce et dont la couleur change en fonction de la température. Ces cartes sont en réalité de simples thermomètres !

Récapitulons les effets du stress sur le système cardio-vasculaire :

— accélération du rythme cardiaque ;
— augmentation de la pression artérielle ;
— formation de caillots facilitée ;
— vasoconstriction périphérique.

Pas étonnant dès lors que le stress soit considéré (avec la cigarette) comme le facteur de risque cardio-vasculaire numéro un ! Au-delà du risque d'accident, **c'est toute la qualité de la vie qui est diminuée lorsque le sang circule mal.** La prévention du stress fera le ménage dans vos artères pour leur redonner un maximum de souplesse.

8. Stress et sexualité

« *L'âge où on se décide à rester jeune importe peu.* »
Henri Duvernois.

La fonction sexuelle est fortement perturbée par le stress. Chez l'homme, le stress est un facteur d'impuissance et d'éjaculation précoce. Chez la femme, c'est un facteur de frigidité. Le stress engendre des tensions psychiques et musculaires qui vont à contresens de l'état de disponibilité et de bien-être qui accompagnent l'acte sexuel.

De nombreuses études scientifiques confirment le lien de cause à effet entre le stress et les difficultés sexuelles. Cela se comprend quand on connaît le rôle du système nerveux dans l'échange amoureux et quand on sait à quel point les milliers de minuscules vaisseaux capillaires des organes sexuels sont affectés par le stress. Le stress modifie la sécrétion de testostérone, l'hormone de la virilité (14).

L'érection chez l'homme est commandée par le système nerveux parasympathique. Or, nous avons vu que le stress était une

14. Christiansen, Knussmann et Couwenbergs : *Sex Hormones and Stress in the Human male* (Hormones and Behaviour, vol. 19, 1985).

tension permanente du sympathique qui empêche le parasympathique de faire son travail. Chez la femme, le stress est un facteur de blocage psychologique favorisant la frigidité. Le stress produit un dérèglement du cycle menstruel (15).

Chez l'homme comme chez la femme, la saturation des centres nerveux par des influx en trop grand nombre sous l'effet du stress diminue l'intensité de la perception amoureuse.

Le but de l'amour n'est pas seulement la reproduction et la volupté. C'est aussi un moyen essentiel d'accès aux plans de conscience supérieurs. Les phénomènes « paranormaux » sont étroitement liés au comportement amoureux et sexuel. Depuis que nous ne sommes plus conscients des choses de la spiritualité, cette dimension de l'amour a été perdue de vue : de sacré l'amour est redevenu bestial et égoïste. La sexualité est un moyen de développement métapsychique de l'être. En diminuant notre conscience, le stress participe à l'occultation de ce caractère sacré de l'amour.

Les conseils de prévention du stress vous éviteront bien des déboires et vous donneront, à tout âge, plus d'allant et d'aisance en la matière !

9. La dimension vertébrale du stress

« La vie ne consiste pas seulement à regarder par terre, c'est aussi regarder vers le haut. »
Docteur Jean-Philippe Martinez.

Les tensions nerveuses résultant d'un état de stress prolongé crispent les muscles, ce qui peut provoquer des tensions musculaires et des maux de tête (16).

---

15. W. Emos : *Life-stress in Spasmodic and Congestive Dysmenorrhea* (Psychological Reports, vol. 57, 1985) et Youngs et Reame : *Psycho-endocrinology and the Menstrual cycle* (Advances in Psychosomatic Medicine, vol. 12, 1985).
16. Traue, Bischoff et Zenz : *Stress social, tension musculaire et maux de tête dus à la tension* (Zeitschrift fur Klinische Psychologie, vol. 15, 1985).

Ces tensions entraînent un recroquevillement sur soi-même. On retrouve ainsi toutes les attitudes typiques de la nervosité et de l'agressivité : serrer les poings, baisser la tête, faire le dos rond...

Lorsqu'on est fatigué, la colonne vertébrale tend à s'enrouler sur elle-même, pour se rapprocher de la position du fœtus. Celui qui ne se repose pas entretient un état de prostration et finit par regarder constamment vers le bas. On se forge ainsi un « dos de bossu ». N'avez-vous jamais croisé dans les couloirs des employés de bureau qui s'évertuent à arrondir le dos et à regarder le carrelage ? C'est une conséquence du stress.

Tout se passe comme si le stress était un fardeau chargé sur les épaules. Beaucoup de personnes, tel Atlas portant le monde, promènent partout avec elles un énorme sac de pensées négatives, soucis, peurs... On dit bien « *plier sous le poids des responsabilités* », « *c'était une charge trop lourde pour lui* » ou « *il n'a pas tenu* ». On parle aussi du « *poids des événements* »...

Voyons maintenant le fondement scientifique de ces choses. L'explication est simple : la colonne vertébrale est formée de trois segments de haut en bas :

— Le premier correspond à la base du crâne et aux vertèbres cervicales ; il est en liaison avec des ganglions parasympathiques.

— Le deuxième correspond au milieu du dos ; il est en liaison avec des ganglions sympathiques.

— Le troisième correspond au sacrum ; il est en liaison avec des ganglions parasympathiques.

Le stress est une démission du parasympathique qui n'arrive plus à compenser les excès du sympathique. Les segments des vertèbres lombaires et cervicales ne parviennent plus à tenir droit et s'avachissent. Comme par hasard, on retrouve chez nos contemporains un grand nombre de tensions au milieu du dos et de troubles par compensation au niveau du cou et des lombaires.

Au niveau relationnel, le stress correspond à un repli sur soi. Un individu stressé est moins ouvert, moins communicatif. Rien de plus normal : le besoin du moment est de se reposer, de s'iso-

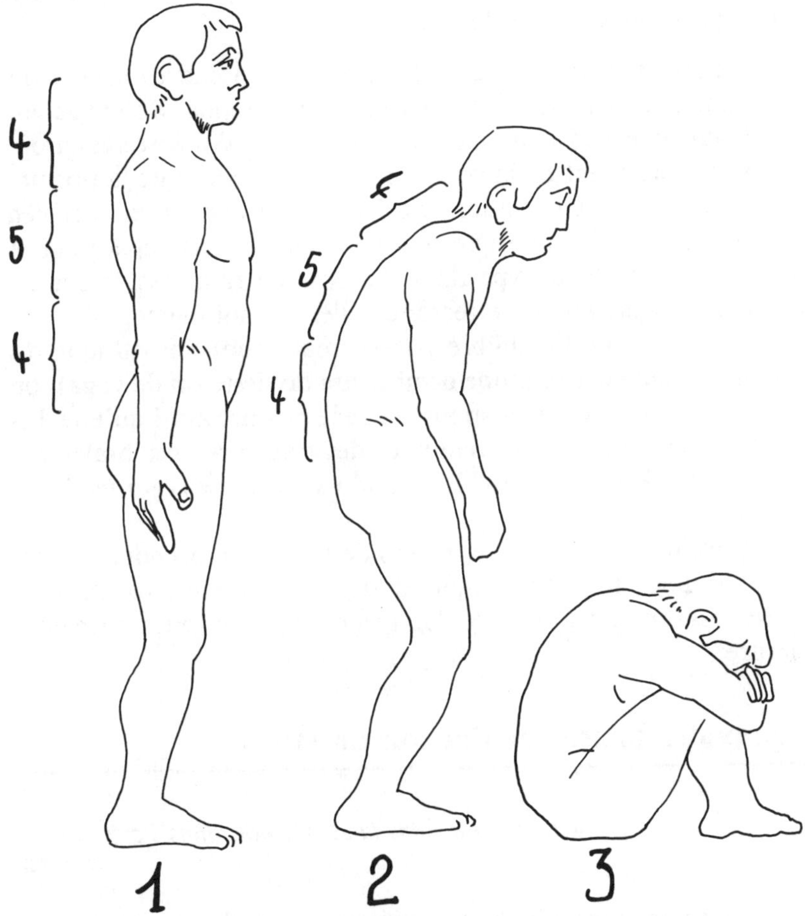

1. Position de vitalité : les courbures secondaires au niveau du cou et des lombaires permettent une stature droite.
2. Position que prend spontanément une personne stressée ; la colonne vertébrale s'enroule.
3. Position antistress permettant la récupération.
4. Portions de la colonne vertébrale à dominante parasympathique.
5. Portion de la colonne vertébrale à dominante sympathique.

ler. Comme pour la courbe du dos, le stress est psychologiquement une régression à l'étape fœtale.

Ce qui précède va nous permettre de comprendre quelles sont les postures antistress. Le corps demande du repos en s'enroulant automatiquement. On lui facilitera la tâche avec des postures enroulées se rapprochant de la position du fœtus telles que la posture de l'œuf en yoga. La position de prière des musulmans est très bien choisie : elle facilite la prière en favorisant le parasympathique et les ondes cérébrales de type alpha. La position antistress, lorsqu'on est dans son lit, est de se recroqueviller sur soi-même.

Une fois que l'équilibre parasympathique/sympathique est rétabli (il peut suffire d'une demi-heure de sieste ou de yoga), on constate un redressement spontané de la posture ainsi qu'une disparition des tensions nerveuses et des douleurs vertébrales qui étaient liées à ces tensions. L'individu se met à « *regarder la vie en face* ».

L'attitude qui consiste, en cas de fatigue, à prendre un café pour stimuler le sympathique et de dire : « *Tiens-toi droit* », « *Redresse-toi* » est absurde. Un peu de repos et tout rentre dans l'ordre.

10. Les quatre phases de l'action du stress

« *La vie est dans la santé, non dans l'existence.* »
Ariphon.

Première phase : le système nerveux sympathique répond bien et amène une réponse rapide pour résoudre le problème et chasser l'envahisseur. Le taux de glucose du sang augmente et on se sent plus lucide, plus fort, plus alerte. C'est la sensation de bien-être qu'on éprouve après une cigarette ou une tasse de café. Cette phase dure entre quelques minutes et une heure.

Deuxième phase : après la stimulation de la première phase survient une période de dépression. Le taux de glucose baisse. On ressent alors comme un vide, de la fatigue ou de l'angoisse. Le corps récupère l'énergie dépensée. Les batteries se rechargent.

Parfois, cette récupération ne peut pas avoir lieu car les agressions de toutes sortes se succèdent trop vite. Cela épuise les réserves. Les organes ne sont pas encore atteints mais la qualité de la vie est diminuée.

Troisième phase : le stress continue. La vie n'est plus qu'une succession de hauts et de bas, de stimulations artificielles par des excitants (café, cigarette, médicaments...) et de dépressions... déprimantes ! Les organes et le système nerveux fatiguent. C'est le début de l'insomnie et des maladies de civilisation. Les artères s'encrassent et le système immunitaire ne réagit plus. L'accumulation de stress peut donner un ulcère à l'estomac (17). Il est encore temps de désamorcer le court-circuit par la prévention du stress.

Quatrième phase : les réserves sont vides. Même les médicaments et les stimulants ne suffisent plus. Un ou plusieurs organes sont détériorés. Il est alors urgent de s'extirper du cycle des excitants pour revenir à une vie plus saine. Ce peut être une question de vie ou de mort, c'est en tout cas l'unique moyen de retrouver sa vitalité et une bonne qualité de la vie.

11. Le saviez-vous ?

« L'humanité gémit, à demi écrasée, sous le poids des progrès qu'elle a faits. Elle ne sait pas assez que son avenir dépend d'elle. »

Bergson.

Ces quelques chiffres vous situeront l'étendue du problème de la santé. La prévention du stress, telle que présentée dans cet ouvrage, permet d'éviter la plupart de ces troubles :

17. Hillman : *Acute stress Ulceration* (Anaesthesia and Intensive Care, vol. 13, 1985) et S. Wolf : *The Stomach's Link to the Brain* (Federation Proceedings, vol. 44).

— Les morts par suicide sont plus nombreuses que celles consécutives aux accidents de la route (11 958 suicides déclarés en France en 1984 — et bien plus de non déclarés ! — contre 10 904 morts sur les routes).

— Malgré les progrès de la médecine, l'espérance de vie n'augmente plus et tend même à diminuer.

— 7 à 8 millions de Français sont asthmatiques.

— 8 millions de Français ont des migraines.

— 3 millions de Français prennent chaque soir un somnifère.

— 19 % des Français ont déjà fait une dépression nerveuse.

— A partir de 40 ans, un adulte sur trois est insomniaque.

— 1 million de Français sont diabétiques et le savent ; bien plus sont prédiabétiques ou hypoglycémiques mais ne le savent pas.

— En 1984, les ventes de tranquillisants en France ont représenté plus d'argent que le budget du ministère de l'Environnement.

— Au rythme actuel de croissance des dépenses de santé, on dépensera en l'an 2000 plus d'argent pour se soigner que pour se nourrir. On voit dès aujourd'hui dans les rues presque autant de pharmacies que d'épiceries !

— 80 % des cancers pourraient être évités car ils proviennent en grande partie de l'alimentation, du tabac, de l'alcool et d'habitudes sexuelles particulières.

Voici d'autres chiffres provenant du Centre de nutrition humaine (G. Debry, Nancy) qui permettent de situer le changement radical dans l'alimentation. Entre 1965 et 1985 :

— La consommation de pâtisseries a triplé.

— La consommation de boissons sucrées a triplé.

— La consommation de sirops a sextuplé.

— La consommation de crèmes glacées a quintuplé.

— La consommation de yaourts et crèmes desserts a été multipliée par 13.

Au-delà de ces chiffres alarmants, c'est la qualité de la vie qui est en jeu ! Faut-il alors accepter l'erreur collective ?

CHAPITRE V

Le cycle des excitants

« Un mauvais penchant est d'abord un passant, puis un hôte et enfin le maître. »

Le Talmud.

L'usage des différents excitants (tabac, café, thé), mais aussi l'alcool, le sucre, la sédentarité, le bruit, le non-respect des rythmes biologiques et même les traitements médicamenteux du stress font partie d'un cycle dont les éléments s'entraînent les uns les autres. Ils forment une véritable association de malfaiteurs qui complote pour vous faire tomber dans le « cycle des excitants ».

Ce cycle débouche sur le stress, la fatigue, la déprime et, à terme, nous emmène vers les maladies plus graves qui font tout le « charme » des dictionnaires médicaux. Voyons pourquoi. Le tabac, le café, le thé, le chocolat, les boissons à base de coca et autres boissons « toniques » contiennent des substances chimiques de la famille des *alcaloïdes*. Ces substances telles que la caféine, la théine, la théobromine... excitent le système nerveux sympathique. Chez un individu fatigué et stressé, cela donne l'illusion d'un regain d'activité. Les réserves de l'organisme sont sollicitées artificiellement, un peu comme un paysan qui fait avancer son âne exténué à coups de bâton au lieu de lui donner du repos. Cela marche au début, mais il ne faut pas recommencer souvent sous peine d'épuiser la bête. D'autant que ces alcaloïdes ont une deuxième propriété : ils provoquent l'accoutumance. C'est l'effet drogue qui nécessite d'augmenter les doses pour obtenir le même résultat. Le paysan devra taper de plus en plus fort pour que son âne accepte de continuer à avancer...

Cette petite histoire paraît élémentaire et presque ridicule et pourtant, nous commettons la même erreur chaque fois que nous portons à nos lèvres une cigarette ou une tasse de café...

Chaque élément du cycle des excitants entraîne vers les autres. C'est ainsi que plus on fume, plus on a tendance à boire du café et réciproquement. La seule solution réellement stable consiste à supprimer toutes ces excitations artificielles. L'expérience de centaines de milliers de curistes du *Plan de cinq jours* (méthode de groupe gratuite pour cesser de fumer, voir l'adresse en fin de volume) montre qu'il est plus facile d'arrêter en même temps le café et la cigarette que la cigarette seule.

Les consommations d'alcool, de café et de cigarettes sont étroitement liées. C'est ce que confirme une étude menée par Friedmann aux États-Unis en 1979 auprès de 2 800 personnes :

	% de sujets buvant plus de six tasses de café par jour	Consommation d'alcool (1)
Fumeurs	20 %	0,60
Récidivistes	14 %	0,56
Anciens fumeurs	8 %	0,53
Non-fumeurs	8 %	0,38

1. On peut interpréter ces résultats sous forme relative, c'est-à-dire que par rapport à un non-fumeur n'ayant jamais fumé, l'ancien fumeur consomme 1,40 fois plus d'alcool, le récidiviste 1,47 fois plus et le fumeur 1,58 fois plus.

Dans les différents pays, les courbes de consommation de tabac, de café, de sucre, de viande, de boissons « toniques » et même de drogues plus « dures » ont augmenté simultanément : croissance exponentielle entre 1945 et 1980 avec une tendance à se stabiliser ces dernières années dans les pays développés. Le même

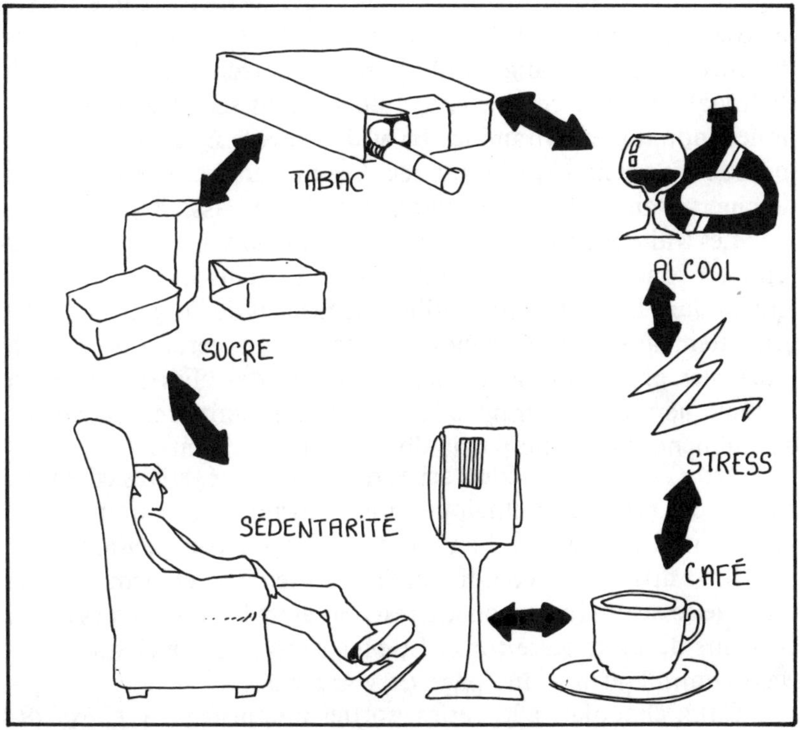

Le stress fait partie d'un cycle dont les éléments s'entraînent les uns les autres.

phénomène est en train de débuter dans les pays du tiers monde. On y voit de jeunes enfants n'ayant pas de quoi se nourrir qui volent pour s'acheter des cigarettes ou du Coca-Cola !

C'est souvent au même âge, au début de l'adolescence, que l'on commence à fumer et boire régulièrement du café et de l'alcool. Les adolescents qui fument sont plus stressés que leurs camarades sportifs (1) et plus enclins à se droguer.

1. Mitic, Mac Guire et Neumann : *Perceived stress and Adolescents Cigarette use* (Psychological Reports, vol. 57, n° 3, 1985).

Le sucre fait partie du cycle des excitants de par son effet sur la glycémie. Tous les excitants augmentent artificiellement le taux de glucose dans le sang en obligeant les surrénales à sécréter de l'adrénaline. Pour cela, le corps pioche dans ses réserves de vitamines (notamment vitamines B) et d'éléments minéraux (notamment le magnésium). L'usage régulier du sucre et d'excitants est déminéralisant (les os deviennent fragiles et cassants).

Les traitements classiques du stress (anxiolytiques, antidépresseurs...) font partie du cycle des excitants dans la mesure où ils entrent dans le jeu des stimulations artificielles de l'organisme. Plus généralement et dans une moindre mesure, un certain nombre de molécules produites par la simple cuisson des aliments excite le système nerveux et surmène le système immunitaire. La cuisson des aliments fait donc partie du cycle des excitants.

Trop de bruit, la sédentarité, des pensées négatives et le non-respect des rythmes biologiques nous entraînent vers un mode de vie artificiel qui facilite l'entrée dans le cycle des excitants.

Il est difficile de vouloir corriger un seul de ces éléments, par exemple cesser de fumer, ou le stress, car alors la pression des autres éléments du cycle reste forte. Le plus simple est de changer tout d'un coup. Tournez une page de votre vie...

Café, chocolat, pâtisseries, sorties nocturnes... *« C'est tout ce que j'aime ! »,* avez-vous peut-être envie de rétorquer. J'ai conscience de vous exposer ici une version un peu « crue » de l'anti-stress. Les plaisirs artificiels nous cachent les joies les plus profondes. Levez le rideau ! Vous ne le regretterez pas car, une fois sorti du cycle des excitants, on découvre l'autre cycle, celui de la joie et de l'équilibre. Il comprend l'alimentation saine, la pensée positive et le respect des rythmes biologiques. Dans ce cycle, l'eau paraît plus rafraîchissante que tous les cocktails du monde et le travail n'est plus une corvée mais un moyen de s'épanouir... Ce cycle procure un dynamisme physique et intellectuel permanent. Chacun des éléments de ce cycle de santé renforce l'action des autres et le stress en est totalement absent. Les habitudes de vie « modernes » entraînent tous ceux qui n'y prêtent pas attention vers le cycle des excitants.

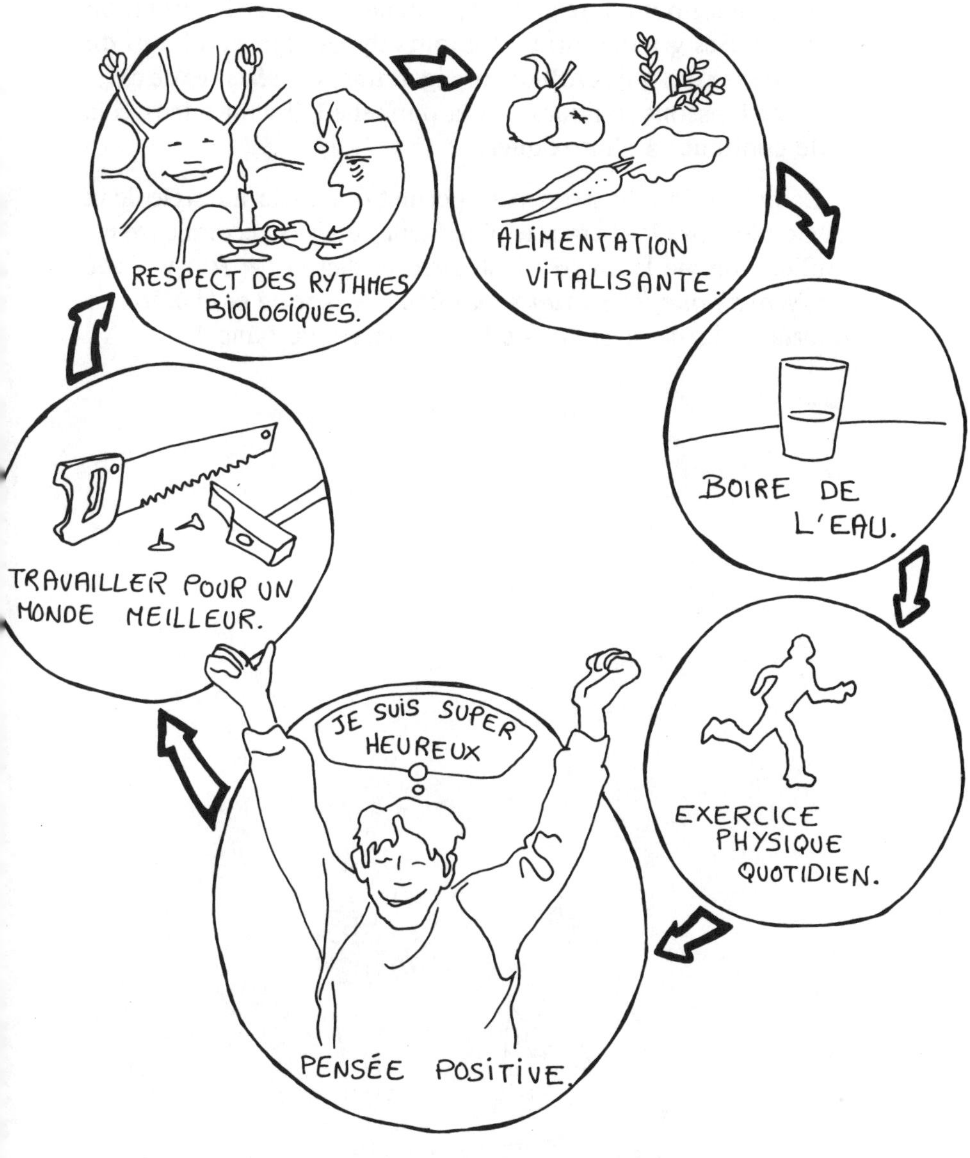

Ce cycle entretient en vous la joie et la santé.

N'attendez pas d'être gravement malade, prenez la résolution de vivre en très grande forme, toujours dynamique et à l'abri du stress : mettez dès aujourd'hui vos cigarettes, vos réserves de café, de thé, de boissons toniques... à la poubelle ! Il vaut mieux cela que de continuer à s'intoxiquer.

La prévention du stress vous permet d'accéder au cycle de la joie. Ce n'est pas le chemin le plus facile, mais la récompense est de taille. Comme le dit très justement le dicton : *« Il n'y a que deux façons pour faire avancer un âne : la carotte et le bâton. »* Que préféreriez-vous si vous étiez à la place de l'âne ?

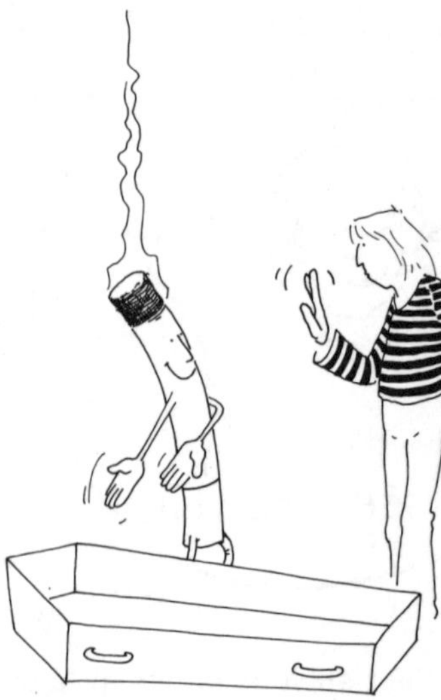

CHAPITRE VI

Les fausses solutions et la vraie solution

« Ne crois pas que ta vérité puisse être trouvée par quelqu'un d'autre. »

André Gide.

1. La politique de l'autruche

« La vie est un travail qu'il faut faire debout. »

Alain.

L'autruche est un animal à plumes qui pond de gros œufs mais qui a une bien petite cervelle. A l'approche d'un danger, au lieu de se battre ou de s'enfuir *(fight or flight)*, elle enfouit sa tête dans le sol afin de ne rien voir. L'activisme de nos contemporains représenterait-il une forme plus civilisée de la politique de l'autruche ? Du chagrin d'amour qui conduit à boire pour oublier au besoin impérieux de toujours voir le dernier film qui vient de sortir... « *Tout le malheur des hommes vient d'une seule chose qui est de ne pas savoir demeurer en repos dans une chambre* », disait Pascal. S'immobiliser quelques instants permet de prendre de l'altitude par rapport au rythme effréné de nos activités ; il faut le faire plusieurs fois par jour.

Est-ce le gibier ou la recherche du gibier qui intéresse le chasseur ? Les joueurs de football courent-ils après le ballon ou après la recherche du ballon ? La nuance paraît subtile mais elle est de taille. Tous les jours, nous courons après des ballons comme des joueurs de football ; la différence est que le footballeur sait pourquoi tandis que nous ne le savons pas toujours. Et le ballon, une fois attrapé, nous déçoit ; il nous faut en imaginer un autre. Cette recherche n'aboutit jamais.

C'est l'éternelle quête d'amour de don Juan ou le besoin impérieux de gravir les échelons dans la hiérarchie d'une entreprise. On s'imagine toujours qu'au cran d'après tous les problèmes seront résolus... La Vérité est ailleurs.

Laissons donc sa tactique à l'autruche et son ballon au footballeur et apprenons à nous arrêter régulièrement pour faire le point sur notre journée, sur notre vie, et pour voir les choses en face. Ayez au fond de vos yeux la petite lueur de celui qui sait où il va...

2. Le paradis artificiel

« On appelle joie cet état de l'être qui n'a besoin de rien pour être heureux. »

André Gide.

La recherche du bonheur est la chose la plus normale et la plus belle qui soit. Mais peut-on s'approprier le bonheur ? Certainement pas. Le véritable bonheur, on peut créer les conditions qui lui sont favorables, mais il vient naturellement, comme un fruit mûrit sur l'arbre. Le bonheur n'est le fruit ni de l'argent, ni du hasard. Il résulte du respect des lois de la santé physique, psychique et spirituelle. Aujourd'hui, beaucoup ne respectent plus ces lois pourtant élémentaires : bien se nourrir, partager ce que l'on reçoit... L'insatisfaction qui en résulte n'étanche pas la soif de bonheur. Alors, on s'enferme dans un paradis artificiel d'accès rapide au lieu de cheminer vers le véritable paradis... Ces paradis artificiels s'appellent dollar, drogue, sexe, alcool, pouvoir, boulimie ou plus simplement tabac, activisme... Il est curieux de constater

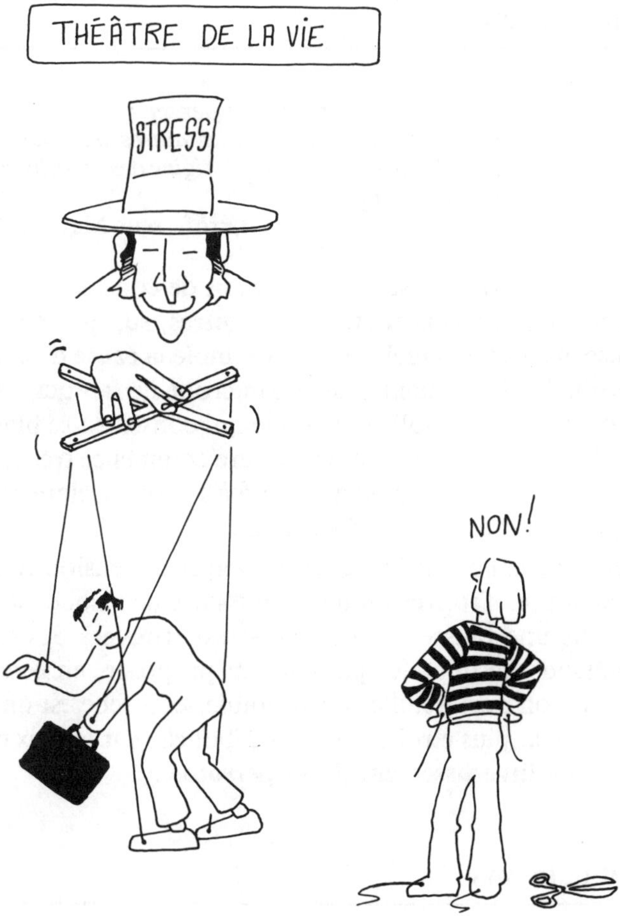

comme ces phénomènes de drogue, magie, sexe et pouvoir sont liés. C'est le cas dans les sectes mais parfois aussi dans les coulisses du pouvoir politique.

Le jeu est une autre façon de s'enfermer dans l'illusion. On joue au loto ou au tiercé en se disant que si on gagne, c'est le bonheur. Ce ne sont là que fuites en avant. Le véritable bonheur est beaucoup plus accessible, et moins hasardeux.

3. La faute aux autres

« Il serait agréable de penser que la source de nos souffrances réside chez les autres ou, mieux encore, dans la société. En fait, l'origine des conflits est en chacun de nous. »

Professeur Maurice Tubiana.

Face aux problèmes, il est frappant de constater avec quelle facilité nous rejetons la faute sur les autres, sur la société ou sur une cause extérieure. Quelle est par exemple la cause de la grippe ? Le microbe ? Absolument pas ! Le microbe ne fait que s'installer sur un organisme affaibli. L'attitude qui consiste à se blanchir en rejetant la faute sur une cause extérieure commence très jeune. Un enfant qui obtient une mauvaise note à l'école déclare spontanément que c'est de la faute du professeur.

Cette façon de voir la vie est une cause de tension et de stress supplémentaire. Trouver un bouc émissaire ne résoud rien. Celui qui cherche une fausse solution au stress trouvera des quantités de marchands de miracles pour lui en proposer, en échange du contenu de son portefeuille. La véritable recherche est un chemin plus rocailleux, plus étroit, mais qui débouche sur la paix et la joie au prix d'un **investissement de sa personne.**

4. Les médicaments

« Le paradoxe de notre époque est le contraste entre une médecine efficace et souvent dangereuse et une impuissance ou une indifférence excessive dans la prévision et la prévention. »

Docteur Jacques Ménétrier.

Les médicaments sont très utiles dans les cas d'urgence mais il faut ensuite viser à s'en libérer le plus vite possible. La « pilule du bonheur » à ingurgiter tous les matins n'existe pas. Penser qu'un médicament actuel ou futur permettra de vaincre le stress est une erreur. **Les racines du stress sont dans nos actes quotidiens.**

Huit millions de Français prennent régulièrement des anxiolytiques (somnifères et tranquillisants). Jamais on n'a consommé autant de médicaments qu'à notre époque. Jamais la médecine n'a été aussi performante. Et pourtant jamais le stress n'a connu une telle ampleur ! Les traitements médicamenteux sont relativement impuissants face au stress. Ils agissent comme des cache-misère. Une étude scientifique menée en Norvège suggère même une association entre l'introduction de la thérapie pharmaceutique et l'augmentation de la mortalité dans les hôpitaux psychiatriques (1).

La fuite en avant dans les médicaments continuera à se répandre pendant un certain temps pour plusieurs raisons. Tout d'abord, parce que la demande pour les cache-misère et miracles en pacotille est encore forte... ensuite, parce que d'énormes intérêts finan-

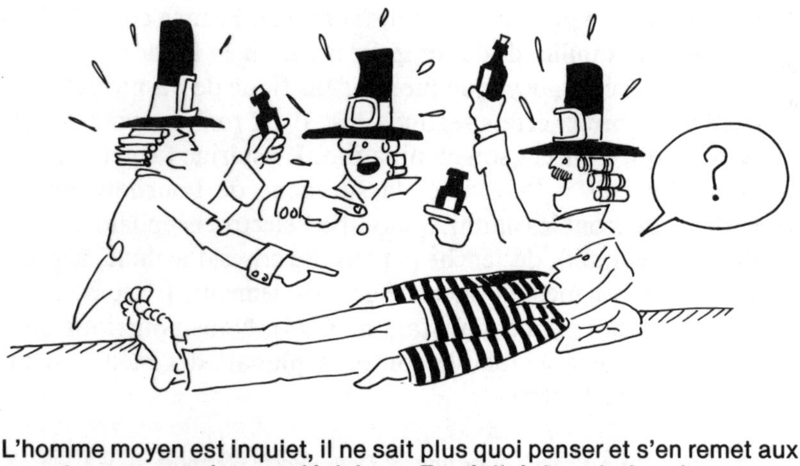

L'homme moyen est inquiet, il ne sait plus quoi penser et s'en remet aux experts pour prendre ses décisions. En réalité, la solution de vos problèmes est **en vous.**

1. Saugstad et Odegard : *Recent Rise in supposedly Stress Dependant causes of Death in Psychiatric Hospitals in Norway* (Acta Psychiatrica Scandinavica, vol. 71, 1985).

ciers sont en jeu qui induisent des budgets de publicité considérables. Enfin, parce que la neurophysiologie avance actuellement de découverte en découverte, ce qui permettra de commercialiser dans les prochaines années des substances aux effets très spécifiques permettant par exemple de ne plus souffrir d'un chagrin d'amour ou de dépression. Il ne s'agira jamais que de nouveaux cache-misère sophistiqués. L'usage de ce type de médicament comporte des effets secondaires non négligeables.

Plus de 50 % des maladies d'aujourd'hui sont considérées comme d'origine iatrogène, c'est-à-dire causées par la toxicité de traitements antérieurs. Les médicaments interfèrent avec tout le métabolisme et notamment avec la digestion des aliments (2). Les antibiotiques modifient gravement la composition de la flore intestinale qu'il faut ensuite plusieurs semaines pour régénérer. Même les médicaments les plus employés peuvent s'avérer dangereux. L'aspirine a longtemps été considérée comme un remède miracle. C'est encore le médicament le plus vendu en France comme dans le monde : deux milliards de comprimés par an en France (3). Pourtant, l'acide acétylsalicylique (nom scientifique de l'aspirine) comporte de nombreux effets secondaires. Il est toxique pour le foie et les reins qui assurent son élimination. L'aspirine favorise la formation d'ulcères à l'estomac, la survenue de bourdonnements d'oreille et de troubles auditifs, modifie l'électroencéphalogramme (rythmes cérébraux), déclenche parfois des crises d'asthme, aggrave les allergies et augmente l'intensité des saignements. L'aspirine provoque aussi des carences en vitamine C (4). Nous pourrions dresser un réquisitoire semblable contre la plupart des médicaments prescrits contre le stress.

---

2. Roe : *Drug induced Nutritionnal Deficiences* (Westport, A.V.I. Publishing Company, 1976).
3. Lagier, Heughem et Leuchat : *Risques et maladies liés aux médicaments* (Masson).
4. Robert et Vargaflig : *L'Aspirine* (La Recherche, n° 182, novembre 1986) et Parker : *Drug Allergy* (New England Journal of Medicine, vol. 292, 1975), Parker et Snider : *Prostaglandins and Asthma* (Annals of Internal Medicine, vol. 78, 1973).

Le meilleur thérapeute n'est pas celui qui rédige l'ordonnance la plus longue, mais celui qui sait identifier les causes profondes de vos troubles et vous remettre sur le chemin de la santé physique, psychique et spirituelle par des conseils appropriés. La santé ne peut se concevoir efficacement que de façon globale. Le fait d'éclater la science en général et la médecine en particulier en « spécialités » a permis une forte progression du savoir, mais aussi, involontairement, l'utilisation de ce savoir à mauvais escient. Sachons profiter des bienfaits de la médecine lorsqu'il en est besoin dans les cas graves et orientons-nous vers une alimentation saine et un mode de vie approprié en ce qui concerne le stress.

5. La vraie solution

« Le monde a autant besoin d'amour que d'intelligence. »

Jean XXIII.

Un vieux maître hindou, Swami, me racontait il y a quelques années cette histoire issue de la mythologie védique (savoir traditionnel de l'Inde) : un jour, Brahmā, le maître des dieux, réunit un conseil avec les dieux mineurs pour discuter du destin de l'humanité. Ils se disent : « *Nous voulons donner à l'homme de disposer de la même grande puissance que nous mais il faudrait qu'il n'en abuse pas. Comment faire pour que seuls les hommes sages puissent y avoir accès ?* » Alors, l'un d'eux suggéra d'enterrer cette puissance au centre de la terre, mais Brahmā se rendit compte qu'un jour des hommes avides de pouvoir creuseraient des puits pour y avoir accès. Un autre suggéra la profondeur des océans ; mais tôt ou tard, les hommes mal intentionnés iraient explorer le fond des océans pour ramener à la surface la puissance des dieux. Alors Brahmā suggéra d'enfouir cette puissance au plus profond de chaque être vivant. Depuis cette époque, les hommes avides de pouvoir parcourent le ciel et la terre sans même se rendre compte qu'ils portent en eux ce qu'ils cherchent partout, et qu'il leur suffirait de s'arrêter et d'ouvrir leur cœur pour le découvrir.

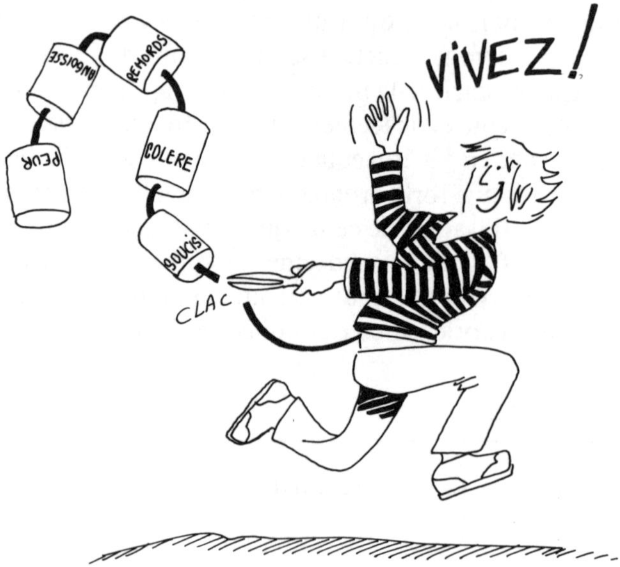

Cette histoire est bien sûr symbolique mais elle est riche d'un enseignement tout simple : nous avons en nous une richesse inimaginable que la plupart ne soupçonne même pas. La puissance du corps physique est limitée et cette limite est bien connue (performances sportives). Les limites du psychisme sont plus reculées et moins bien connues. Tous les psychologues reconnaissent que nous n'utilisons qu'un petit pourcentage des possibilités de notre cerveau. La puissance de l'esprit est encore plus vaste. Comment y avoir accès ? Plus on la recherche, moins on la trouve. Les saints, les prophètes et les grands sages ont d'abord été des gens simples comme les autres, mais tous ont voulu faire de leur vie une œuvre utile et ont consacré beaucoup d'efforts à progresser dans ce sens. Sans prétendre à la sainteté, la vraie solution au stress existe : vous la trouverez en vous, ne la cherchez nulle part ailleurs !

C'est très bien ainsi car chacun reste parfaitement libre de l'orientation qu'il donne à sa vie. Les événements extérieurs n'ont que le poids que nous voulons bien leur donner. Le sentiment d'avoir une action possible pour améliorer notre vie et notre environnement diminue déjà le stress (5). Vous avez en vous une oasis de paix et de joie. Voulez-vous la découvrir ?

6. Entre penser et agir

« Il n'est personne qui ne désire se rendre heureux, mais beaucoup n'en savent pas le moyen. »

Les conseils de ce livre sont efficaces mais s'ils ne sont pas appliqués nous aurons, vous comme moi, perdu notre temps !

Combien de fois avez-vous déjà utilisé les expressions : « *Il faudra que...* », « *Je devrais...* », « *Un jour...* » et qu'avez-vous fait ? Vous avez certainement beaucoup d'idées et de projets ; c'est une très bonne chose ! Toute la difficulté est de concrétiser. La cause d'échecs la plus fréquente n'est pas l'absence de bonnes idées mais une mauvaise organisation et un manque de persévérance. La spéculation est un luxe tandis que l'action est une nécessité !

Comment passer de la pensée à l'action ? C'est la question que se posent ceux qui veulent arrêter de fumer ou assainir leur alimentation, qui veulent réussir leurs examens ou leur carrière professionnelle et, vous aussi, qui aspirez à vivre à l'abri du stress. La réponse est simple : on va très loin en faisant de tout petits pas, pourvu qu'on se dirige toujours dans la **bonne direction**. Votre projet doit prendre forme et mûrir par étapes. Pour passer du rez-de-chaussée au premier étage d'un immeuble, il faut gravir les marches une par une. Entre la pensée et l'action, il y a aussi des intermédiaires à franchir. Prenons un exemple : au cours de mes études d'ingénieur, j'ai décidé un soir, lors d'une discussion tardive, de devenir moniteur de planche à voile. Ce projet paraissait

5. Moch et Sibony : *Caractéristiques des facteurs de stress ou stresseurs* (Psychologie médicale, vol. 17, n° 1, 1985).

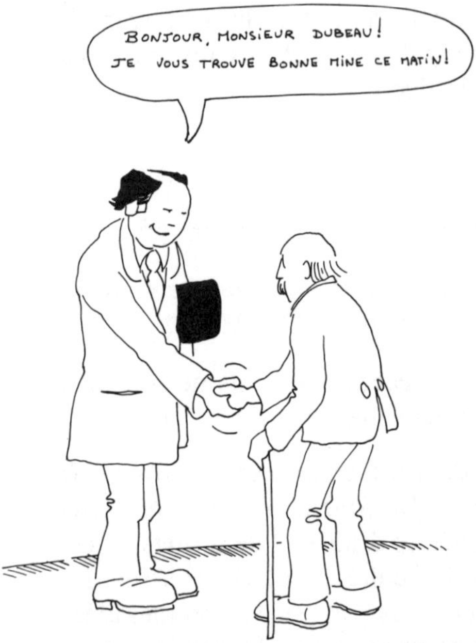
BONJOUR, MONSIEUR DUBEAU !
JE VOUS TROUVE BONNE MINE CE MATIN !

Le matin au lieu de saluer toujours par « Bonjour, ça va ? » ayez un mot gentil pour chacun et manifestez votre bonne disposition par un large sourire.

Gentillesse + sourire = envol du stress.

utopique ou, en tout cas, difficilement réalisable car j'étais étudiant et habitais alors Paris. Pour réaliser ce projet, il a fallu successivement :

— **Y penser.**

— **Renforcer** cette idée les jours suivants en y pensant sans cesse et en la visualisant.

— **Se renseigner** sur les formations possibles.

— En **parler** à mes amis et à ma famille.

— **Écrire** pour mettre les idées au clair.

— **Travailler** en consacrant de nombreux week-ends à naviguer à Deauville quelle que soit la force du vent et la température de l'eau pour améliorer mon niveau technique.

— M'inscrire à des stages de formation lors des vacances jusqu'à l'obtention du certificat.

Une succession d'étapes simples amène à portée de la main un but *a priori* éloigné. Et alors, tout est si simple ! Les grandes réussites ne tiennent pas du génie mais d'une succession d'actes élémentaires. Qu'il s'agisse de réussite en affaires, dans les examens, ou d'un tout autre objectif, on avance dans la vie grâce à un minimum d'idées mais surtout avec l'enthousiasme et le cœur joyeux, les yeux rivés sur le but à atteindre. Même une distance de plusieurs milliers de kilomètres est formée d'une multitude de millimètres. Appliquons cela à un exemple pratique. Choisissez un projet qui vous tient à cœur et que vous n'avez pas encore pu réaliser. Prenez une feuille de papier et un crayon et écrivez en quoi consiste ce projet. Vous y êtes ? Formidable ! Maintenant, faites un joli dessin qui représente votre projet après sa réalisation. Fixez votre papier quelques instants et intensifiez l'image du projet. Faites-le vivre comme s'il était pleinement réalisé. Regardez attentivement. Dressez maintenant sur une autre page la liste des étapes à franchir pour atteindre ce but et fixez une date pour sa réalisation. Au bout de quelques minutes seulement, votre projet est déjà en route !

Passer de la pensée à l'action ne pose aucun problème à condition d'être précis et concret. Étendre ses idées sur le papier est un excellent moyen de passer à l'action. Une phrase, un coup de téléphone, quelques mots pour en parler à un ami ou un petit dessin sont déjà des manifestations concrètes et visibles de votre

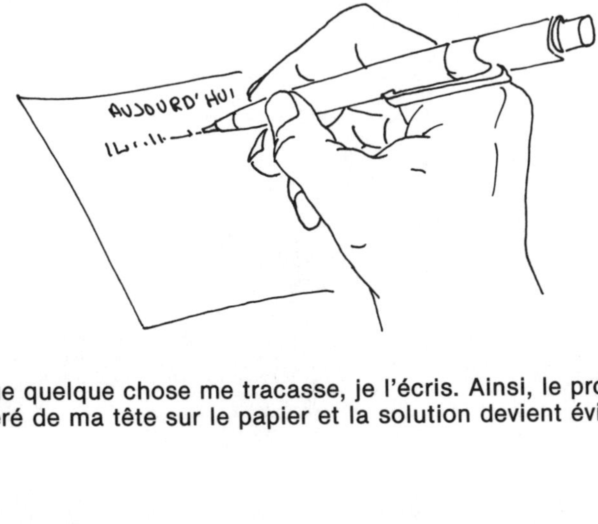

Dès que quelque chose me tracasse, je l'écris. Ainsi, le problème est transféré de ma tête sur le papier et la solution devient évidente.

projet. Beaucoup de personnes piétinent dans leur vie et sont malheureuses car elles n'osent jamais commencer ce dont elles rêvent. **Osez !**

Une bonne application de ce principe serait de lire ce livre un crayon à la main afin d'en souligner les passages importants. Avez-vous déjà pensé à faire une liste écrite des projets (petits et grands) qui vous tiennent à cœur ? Cela vous aiderait peut-être à les réaliser. Voici un exemple d'une telle liste :

— offrir des fleurs à Marie-Hélène ;
— écrire un livre sur... ;
— acheter des chaussures qui ne fassent pas mal aux pieds ;
— apprendre à jouer du piano ;
— changer le papier peint de la salle de bains ;
— relire l'Évangile ;
— faire la sieste ;
— apprendre à reconnaître les plantes sauvages ;
— mettre des fleurs sur le balcon...

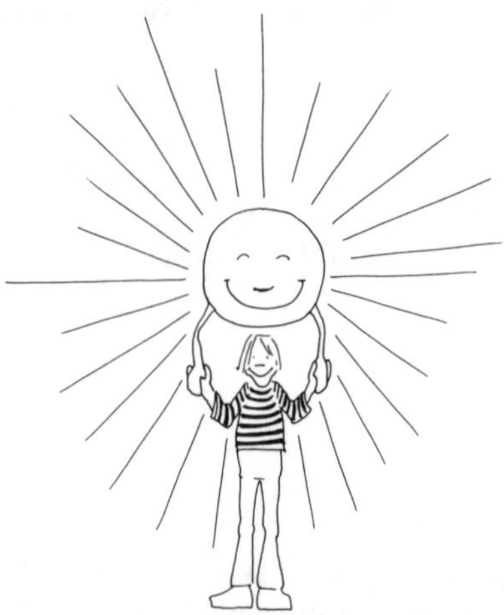

DEUXIÈME PARTIE

La prévention du stress

« Il s'agit de faire de la santé un projet au lieu de faire de la maladie un cauchemar. »
Abraham A. Moles

La première partie nous a permis de comprendre le stress. Celle-ci vous explique comment le prévenir. On le dit souvent : « *Mieux vaut prévenir que guérir.* »

Les quatre facteurs essentiels de prévention du stress sont :

— L'alimentation.

— L'activité physique.

— Le respect des rythmes biologiques.

— La pensée positive et la vie intérieure.

CHAPITRE VII

L'alimentation antistress

« Pour bien écrire sur le régime de l'homme, il faut d'abord être instruit de sa nature et connaître ce que l'homme est dans son origine. »

Hippocrate.

1. Le stress alimentaire

« La capacité de l'homme à faire face à des stress tels que l'altitude, la chaleur, les traumatismes, une intervention chirurgicale ou des infections dépend de son alimentation (1). »

Hippocrate, considéré comme le père de la médecine actuelle, avait déjà compris le rôle essentiel de l'alimentation pour la santé au Ve siècle av. J.-C. Il suggérait même : « *Que ton aliment soit ton seul médicament* » ; ce serait, bien sûr, l'idéal !

Pour illustrer notre propos, comparons l'homme à un robot. Il y entre du carburant, il en ressort des déchets et, entre-temps, le robot a utilisé l'énergie du carburant pour remplir des fonctions telles que se déplacer, réfléchir... 90 000 km de tuyauteries (vaisseaux sanguins et lymphatiques) assurent la distribution des liquides nourriciers dans la machine humaine.

Chaque type de robot fonctionne avec un carburant qui lui est adapté. Pour une voiture, ce sera du « gas-oil » ou du « super ».

---

1. Sauberlich : *Implications of Nutritionnal status on Human biochemistry, physiology and health* (Clinical Biochemistry, vol. 17, avril 1984).

Si on introduit un mauvais carburant dans le réservoir, par exemple de l'alcool à brûler, soit la voiture ne marche pas, soit elle marche moins bien. Celui qui mange n'importe quoi à n'importe quel moment ne doit pas s'étonner d'attraper ensuite toutes sortes de maladies !

Le carburant d'origine de l'homme est une grande variété de fruits, légumes, graines, viandes, œufs et poissons. Nos performances physiques, mentales et spirituelles pourraient être bien supérieures à ce qu'elles sont si nous savions nous nourrir.

Jusqu'à il y a quelques dizaines de milliers d'années, l'homme se nourrissait principalement de la cueillette de fruits et de graines. Il avait aussi à sa disposition des légumes, des feuilles, des racines et, de façon occasionnelle, des œufs, de la viande, du poisson, des insectes et du miel. Il buvait de l'eau. La diététique n'existant pas encore, la constitution des repas s'effectuait en fonction du goût et de l'odeur des aliments parmi ceux qui étaient disponibles, comme c'est encore le cas aujourd'hui pour les animaux sauvages. Tous les aliments étaient consommés crus. Jusqu'à l'avènement de l'agriculture, les hommes ne consommaient jamais de produits laitiers et très peu de produits céréaliers (2).

L'homme préhistorique chasseur et carnivore cuisant ses aliments est un mythe. C'est un anthropologue, le docteur Vaughn Bryant, chef du département d'anthropologie à la Texas A. and M. University (College Station, Texas) qui l'affirme (3). Sur quoi se base-t-il pour faire une telle déclaration ? Sur une étude détaillée des coprolithes.

Les coprolithes sont des excréments fossiles. Leur analyse permet de reconstituer ce que l'individu préhistorique avait mangé et même la manière dont l'aliment a été préparé. On peut ainsi savoir si l'aliment était consommé cru ou cuit (ils étaient crus). On peut même déterminer si les graines étaient moulues ou mâchées, car

2. S. Boyd Eaton et Melvin Konner : *Paleolithic Nutrition, a consideration of its nature and current implications* (New England Journal of Medicine, vol. 312, n° 5, janvier 1985).

3. *Prévention Magazine* (septembre 1979).

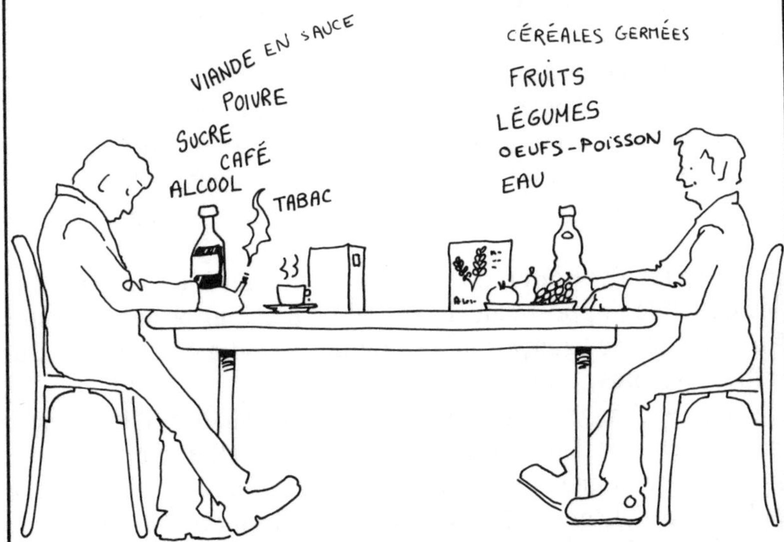

Le stress se nourrit d'aliments malsains.

la mastication fait éclater les graines d'une autre façon que la mouture (les graines étaient mâchées). Le docteur Bryant conclut que la nourriture de l'homme préhistorique était composée de fruits, de noix, de graines et de verdure crus. Le gras ne formait pas plus de 10 % des calories totales. Bryant n'a pas trouvé d'infirmité ou de difformité sur les squelettes qui indiqueraient qu'ils souffraient de carences alimentaires ; il n'a trouvé qu'un seul crâne qui présentait une carie dentaire.

Ce n'est que depuis environ 10 000 ans que sont apparus progressivement :

— le feu qui permit la cuisson des aliments ;

— l'élevage du bétail dont on a alors pu consommer le lait ;

— la culture et les manipulations génétiques des céréales sur une grande échelle ;

— les méthodes modernes de transformation des aliments (industrie agro-alimentaire).

Ce sont les quatre grandes erreurs de l'alimentation moderne (nous avons vu qu'il ne pouvait y avoir d'adaptation génétique en si peu de temps).

Ces dernières années, le changement s'est considérablement accéléré. Entre 1960 et 1985, la consommation moyenne de sucre est passée de 7 à 110 g par jour et par personne en France.

Entre 1840 et 1974, la consommation moyenne de viande est passée de 55 à 246 g par jour et par personne. Presque cinq fois plus !

Le pain n'existait pas il y a 10 000 ans. En 1880, il constituait l'essentiel de l'apport calorique : 600 g par jour et par personne. Aujourd'hui, le Français mange moins de 180 g de pain par jour. Infiniment plus, puis quatre fois moins !

Un tel changement laisse perplexe. A vrai dire, il est presque miraculeux que l'organisme survive à de telles modifications. Imaginez-vous une voiture fonctionnant au jus de fruit à la place de l'essence ? L'homme moderne accorde beaucoup d'importance à l'huile qu'il emploie pour la vidange de son automobile ; il lui faut maintenant s'interroger sur son propre carburant.

Loin de moi l'idée d'imposer un retour à l'alimentation des hommes primitifs sous couvert d'une quelconque idéologie. Ma démarche est avant tout interrogative : quelle peut être la conséquence sur notre santé des changements alimentaires récents ? Y aurait-il un rapport avec l'augmentation vertigineuse des dépenses de santé ?

Le budget de la Sécurité sociale dépasse le budget de l'État. A l'heure où j'écris ces lignes, on cherche 36 milliards de francs pour faire face à l'augmentation des dépenses de santé. Au lieu d'épiloguer pour savoir sur quelle catégorie sociale cet argent sera prélevé, pourquoi n'identifie-t-on pas les causes profondes de ce problème ? Pendant combien d'années allons-nous encore cotiser sans remettre en cause le whisky, la cigarette et la pomme de terre frite ?

Par ailleurs, ma démarche est pragmatique : scientifique avant tout, je cherche à faire connaître ce dont j'ai pu constater l'efficacité après plusieurs années de recherches, de lectures et d'essais sur moi-même de différents régimes.

L'alimentation actuelle induit un stress digestif et immunologique énorme. Lors de la préparation et de la cuisson des aliments, les molécules se cassent, s'entrechoquent et s'accrochent au hasard pour former de nouvelles combinaisons moléculaires parfois très complexes dont certaines n'existent pas dans la nature.

Dès 1916, Maillard a montré que les pigments bruns et les polymères qui apparaissent lors de la cuisson sont produits par la réaction d'un groupe aminé avec le groupe carbonyle des sucres. Ces réactions *a priori* relativement simples débouchent en fait, après une série de réactions intermédiaires, sur la fabrication d'un grand nombre de pigments bruns ou mélanoïdines.

Ce grand nombre de composés à l'arrivée explique la très grande variété des goûts et saveurs obtenus par les recettes de cuisine. Ces dérivés de la cuisson peuvent avoir diverses propriétés : certains sont tout simplement aromatiques, d'autres peroxydants, antioxydants, toxiques et peut-être même mutagènes, antimutagènes ou carcinogènes selon les cas.

Dans une simple pomme de terre grillée, on a identifié plus de 50 dérivés, pour la plupart dérivés des pyrozéines et du thiazole, mais on pense qu'au total il en reste plus de 400 à découvrir (4).

Que deviennent ces nouvelles molécules une fois introduites dans le corps humain ? Certaines seront identifiées par le système immunitaire comme des antigènes (pas toutes, car le système immunitaire ne peut reconnaître que les substances pour lesquelles une programmation génétique existe, ce qui n'est pas forcément le cas des nouvelles molécules synthétisées...) et évacuées à grands frais. Cela se traduit en particulier par un sentiment de fatigue lors de la digestion et par la multiplication du nombre de leucocytes dans le sang (hyperleucocytose postprandiale).

4. R. Derache : *Pyrolyse des aliments et risques de toxicité* (Cahiers de nutrition et de diététique, mars 1982).

L'ingestion d'un aliment transformé ou cuit fait passer le nombre de globules blancs de 7 000 par mm^3 de sang à jeun à plus de 20 000 dans la demi-heure qui suit (5).

Les leucocytes (globules blancs) sont chargés d'englober et d'évacuer toute substance anormale à l'intérieur de l'organisme. Si le repas commence avec des crudités, l'hyperleucocytose se manifeste toujours, mais avec moins d'intensité. Un repas exclusivement composé de fruits ou d'aliments crus ne provoque pas d'hyperleucocytose. Ce phénomène démontre à lui seul que le corps n'est pas adapté à une alimentation transformée.

L'augmentation du nombre de globules blancs est même considérée comme un critère de toxicité des aliments (6). Chaque repas étant suivi d'une augmentation du nombre de globules blancs, faut-il en conclure que le repas cuisiné traditionnel est, dans une certaine mesure, toxique ?

L'alimentation, derrière la vitrine alléchante des meilleures pâtisseries, est la cause profonde numéro un du stress. Le stress est déjà là dans votre Caddie au supermarché ! Il mijote ensuite dans votre poêle à frire ! Vous en doutiez-vous ?

2. Les bienfaits d'une alimentation saine

« Il existe deux précautions pour bien se porter : manger moins qu'on ne le pourrait et travailler. »
Hippocrate.

A l'époque d'Hippocrate, la cuisson et la transformation des aliments étaient marginales à côté de ce qu'elles représentent aujourd'hui. Cela explique qu'Hippocrate ne mentionne pas cette précaution élémentaire : ne manger que des aliments non transformés.

5. Docteur Kouchakoff, 1937.
6. Ulett et Perry : *Cytotoxic Testing and Leucocyte Increase as an Index to Food sensitivity* (Annals of Allergy, vol. 34, 1975).

Il est évident que **manger peu** est la première des précautions alimentaires. Dans les pays développés, une grosse partie de la population est en état d'indigestion permanente : chaque repas pousse le précédent, créant un véritable embouteillage digestif.

Les résultats obtenus avec une alimentation saine peuvent aller très au-delà de ce que l'on imagine habituellement. Pourquoi ? L'alimentation artificielle produit un grand nombre de troubles dans l'organisme, mais pas tout de suite, parfois plusieurs jours ou plusieurs années plus tard (phénomènes d'accumulation). Résultat : on ne fait jamais le lien de cause à effet.

Une bonne alimentation dynamise non seulement votre santé mais la qualité de la vie. Des centaines de milliers de personnes ont agi dans ce sens et s'en sont trouvées mieux. Ce changement peut être motivé par une multitude de raisons d'ordre médical, philosophique, pratique, économique ou spirituel. On est toujours surpris de constater la disparition inattendue d'un cortège de troubles secondaires dont nous pensions qu'ils étaient normaux (nez qui coule, jambes lourdes, grippe...).

Voici une liste non exhaustive des bienfaits qui peuvent découler d'une alimentation saine :

— Amélioration de la vitalité.
— Disparition des insomnies.
— Meilleures performances sexuelles.
— Meilleures performances sportives.
— Amélioration de la silhouette.
— Disparition des graisses mal placées (cellulite).
— Amaigrissement des obèses.
— Retour à un plus grand plaisir gustatif.
— Souplesse accrue (même sans entraînement).
— Disparition de la nervosité, des tremblements, spasmes...
— Meilleure tolérance aux stress tels que le bruit, les transports...
— Plus grande lucidité.
— Amélioration de la mémoire (plus de trous de mémoire).
— Meilleure capacité de concentration.

— Diminution du trac, de la timidité et des phobies.
— Sentiment général de confort et de bien-être.
— Arrêt plus facile du tabac.
— Normalisation des règles chez la femme.
— Disparition de la fatigue après les repas.
— Disparition de la constipation.
— Disparition de l'aérophagie et de l'aérocolie (pets et rots).
— Disparition de l'acné, des boutons et de certaines maladies de peau.
— Disparition de la frilosité.
— Disparition des mains moites et de la transpiration excessive.
— Meilleure résistance aux coups de soleil (bronzage plus facile).
— Amélioration ou guérison des douleurs rhumatismales et articulaires.
— Prévention du cancer et des maladies autoimmunes.
— Prévention des maladies cardio-vasculaires.
— Prévention des allergies.
— Prévention de la grippe et des maladies virales.

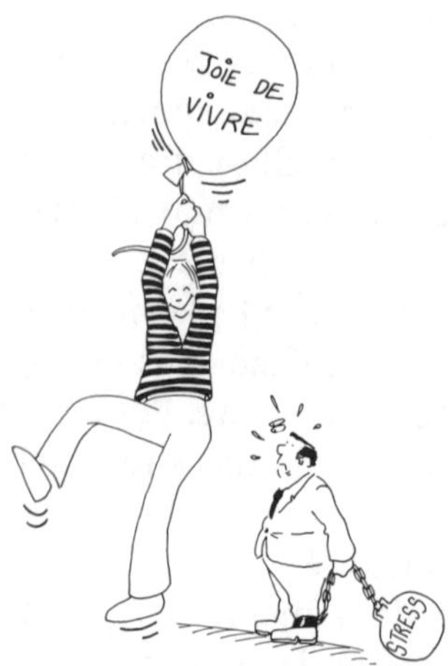

3. Progresser par étapes

> « *L'univers n'est rien que par la vie et tout ce qui vit se nourrit. La destinée des nations dépend de la manière dont elles se nourrissent. Dis-moi ce que tu manges, je te dirai qui tu es.* »
>
> Brillat-Savarin.

Nous distinguerons trois types d'alimentation : l'alimentation vitalisante, l'alimentation de dégénérescence et l'alimentation intermédiaire. Il n'est pas toujours possible, ni même souhaitable de pratiquer l'alimentation vitalisante à 100 %. L'alimentation intermédiaire représente un bon compromis pour ne pas vous lancer directement dans une alimentation trop éloignée de vos habitudes actuelles.

Sauf en cas d'urgence thérapeutique (cancer...), on évitera de vouloir trop bien faire, trop vite, avec l'alimentation vitalisante. Le choc psychologique serait trop rude : procédez d'abord à des « tests » en faisant une cure « d'alimentation vitalisante » ou « d'alimentation intermédiaire », occasionnellement pendant quelques jours. Observez les résultats, tirez-en les conclusions et progressez ainsi par étapes.

Pour améliorer son alimentation, le plus efficace est de la simplifier en mangeant peu, en mangeant moins souvent dans la journée (Socrate qualifiait de « barbares » ceux qui mangent plus de deux repas par jour), en mangeant moins d'aliments au même repas (éviter les mélanges) et en passant moins de temps à la cuisine (moins de plats compliqués). Ensuite, il faut manger plus d'aliments vitalisants et moins d'aliments de dégénérescence.

Si vous commencez par vous priver de vos plats préférés, il y aura frustration. Mère Teresa de Calcutta suggérait sur un autre plan : « *Proposez ce qui est bon et le mauvais s'éliminera de lui-même.* » Il en va de même en matière d'alimentation. Commencez par découvrir des aliments tels que les fruits exotiques et les graines germées et, le temps faisant son œuvre, les aliments de dégénérescence vous paraîtront en comparaison fades et insipides.

4. L'alimentation vitalisante

« L'estomac accueille toute sorte de nourriture, mais tel aliment est meilleur qu'un autre. »
La Bible (Si, 36-18).

Les aliments vitalisants sont :

— Les fruits et notamment les fruits exotiques (ananas, banane, kiwi, papaye, mangue, chirimoya, pomme, poire, orange, olive, fruit de la passion, noix de coco, datte...).

— Les graines germées (lentille, soja...).

— Les noix de toutes sortes (noisette, amande, noix de Pécan, noix du Brésil...).

— Les légumes tiges, feuilles et racines (salade, carotte, fenouil...).

— Le poisson de mer consommé cru ou séché (sardine, maquereau, thon... frais, mais pas en boîte de conserve).

— Les œufs et la viande de bonne qualité (attention à la qualité, les produits du commerce sont sujets à caution).

— Le miel (non chauffé, les abeilles n'ayant pas été nourries au sucre).

Boisson vitalisante : l'eau entre les repas.

Préparation vitalisante des repas : les aliments sont simplements rincés à l'eau et pelés lorsque c'est nécessaire. Tout est consommé cru.

Le **choix des aliments** peut se faire en fonction de l'attrait gustatif et olfactif (ne marche qu'avec les aliments crus, non transformés). Une grande variété d'un repas sur l'autre permet de couvrir tous les besoins, mais ne prendre qu'un, deux ou trois aliments à chaque repas pour faciliter la digestion.

Répartition des repas : deux repas par jour suffisent à l'âge adulte : un repas consistant à midi et un plus léger vers 18 heures. Les horaires sont réguliers.

5. L'alimentation de dégénérescence

« On abîme la vie en acceptant n'importe quoi à la place du meilleur. »

Jacques Chardonne.

Tôt ou tard, ce type d'alimentation apporte un cortège de troubles de santé, dont le stress. Il provoque, comme son nom l'indique, une dégénérescence de l'organisme.

Les aliments de dégénérescence sont :

— Le café, le lait, le beurre et la confiture le matin.

— La viande de qualité ordinaire et notamment les charcuteries.

— Les excès de graisses (beurre, viande, huile, sauces, margarine, crème fraîche...).

— Les œufs provenant d'élevages industriels.

— Le pain ordinaire du commerce et les céréales raffinées.

— Tous les produits raffinés et en conserve.

— Le sucre et tous ses dérivés (sodas, pâtisseries, sirops, crèmes glacées...).

— Tous les produits laitiers (lait, beurre, yaourt...) ; nous justifierons pourquoi plus loin.

— Toutes les huiles qui ne sont pas de première pression à froid et toutes les margarines.

Les boissons de dégénérescence sont :

— Les alcools forts (whisky, gin, liqueurs...).

— Vin, cidre, bière en excès et de mauvaise qualité.

— Café et lait.

— Boissons sucrées de type « sodas » et jus de fruits industriels sucrés.

Préparation artificielle dévitalisante et formation de molécules toxiques :

— Friture et cuisson à haute température.

— Assaisonnement avec les sauces toutes faites du commerce, la mayonnaise, les huiles raffinées...

— Aliments jamais sous leur forme naturelle, mais toujours cuits, stérilisés, en boîtes...

Organisation dévitalisante des repas :

— Horaires changeants.
— Repas importants le soir et le matin.
— Beaucoup d'aliments différents au même repas.
— Grignotage incessant entre les repas.
— Manger en étant pressé ou stressé.

6. L'alimentation intermédiaire

Aliments intermédiaires :

— Fruits et légumes crus pour l'essentiel (occasionnellement, légumes cuits à la vapeur ou à l'étouffée).

— Graines germées et noix.

— Viandes et poissons en quantité modérée et en donnant la préférence au poisson (cru, séché ou cuit à basse température).

— Œufs crus ou à la coque.

— Céréales complètes cuites à l'eau (riz, lentille, soja...).

— Huiles végétales de première pression à froid (olive, tournesol...).

— Miel de bonne qualité.

L'alimentation intermédiaire **exclut totalement** les aliments de dégénérescence :

— Sucre (même le sucre roux) et tous ses dérivés (sirops, confitures, compotes...).

— Le lait et tous ses dérivés (fromages, yaourt, beurre, crème...) ; voir pourquoi au chapitre sur les laitages.

— Les huiles raffinées et les margarines.

— Les fritures, le café, les alcools forts.

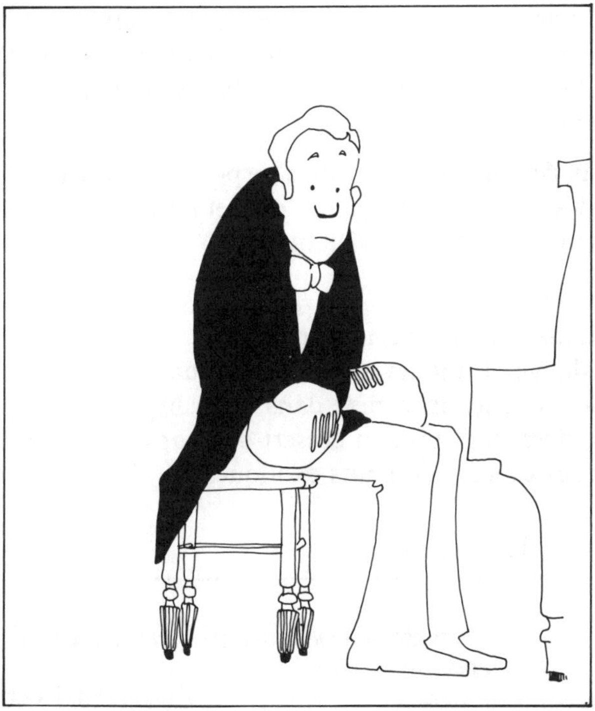

Vouloir jouir d'une vie heureuse et, d'un autre côté, se détruire par des pensées négatives, des sentiments d'échec et un mode de vie décadent est comme vouloir jouer du piano avec une paire de gants de boxe. Tout à fait impossible.

Boissons intermédiaires :

— De l'eau en dehors des repas.

— Jus de fruits pressés (sans ajout de sucre).

— Vin ou cidre de bonne qualité, sans dépasser deux verres par repas.

Préparation intermédiaire des repas :

— Prédominances des crudités.

— Les légumes, les céréales, la viande, les œufs et le poisson peuvent être cuits à l'eau ou à l'étouffée.

— La cuisson au four à basse température est autorisée.

— Assaisonner avec des herbes aromatiques ou une vinaigrette à base d'huile d'olive, de citron pressé, de sel marin gris et d'ail ou d'oignon.

Choix des aliments : l'instinct ne pourra vous guider que pour le choix des fruits et des légumes crus et non assaisonnés. Il vous faut donc des notions de diététique.

Organisation des repas :

— Deux ou trois repas par jour.

— Mangez toujours aux mêmes heures.

— Recherchez la variété dans les fruits et légumes.

— Offrez-vous un bon dessert de temps à autre en essayant de nouvelles espèces de fruits exotiques.

7. Les fruits et les légumes

« Il est indispensable de manger un fruit à chaque repas. »

Professeur Henri Joyeux.

Les fruits et légumes constituent la base de l'alimentation humaine. Ils apportent de l'eau, des glucides pour l'énergie ainsi que des vitamines et des enzymes pour la vitalité. Ils doivent être mangés crus. La nature nous en propose des milliers d'espèces différentes : des petits, des gros, des verts, des jaunes, des rouges, avec des parfums délicats ou des goûts très prononcés. Il y en a pour tous les goûts !

Vous connaissez certainement la pomme, la banane et l'orange. Saviez-vous qu'il existe plusieurs centaines d'espèces de pommes ? Certaines sont meilleures que d'autres et toutes ne sont pas commercialisées. Les fruits exotiques sont succulents et parfaitement adaptés à notre physiologie. Avez-vous déjà goûté la mangue, le durian, le mangoustan, le chirimoya, les litchis, le feijoa ou le corossol, sans oublier le fruit de la passion qui porte bien son nom ?

Leur prix est parfois élevé mais ils remplacent (en meilleur !) les recettes de pâtisserie les plus sophistiquées. Les dattes et le miel sont très appréciés des enfants.

Il est bon de toujours avoir sur la table un panier contenant plusieurs variétés de fruits et légumes à disposition. Cela ne demande aucune préparation et chacun est ainsi libre de choisir ce qui lui convient le mieux !

Certains se demandent s'il est important que les fruits et légumes soit de provenance « biologique ». Une simple fraise peut recevoir une quinzaine de traitements sous forme d'aspersions, de bains, de piqûres ou d'exposition à des sources radioactives avant de terminer dans votre corbeille à fruits. Si le temps est sec, on traite contre les insectes et, s'il pleut, on traite contre les moisissures. Après cueillette, on traite les fruits et légumes pour pouvoir les conserver plus longtemps, leur donner meilleure apparence ou modifier leur goût... tout cela pour des raisons économiques. Les procédés utilisés lors des différents traitements ne sont en principe pas dangereux pour l'homme. Cependant on ignore presque tout sur l'effet de ces substances à long terme ou sur les effets de potentialisation de plusieurs substances entre elles (on les étudie toujours séparément). La liste des produits dangereux ou suspects ne cesse de s'allonger. La prudence commande donc de préférer la qualité biologique si vos finances le permettent. L'idéal serait de planter des arbres fruitiers dans son jardin... ce qui n'est pas toujours possible, lequel jardin n'étant pas toujours à l'abri de la pollution des voisins !

L'essentiel consiste à ne pas dénaturer les fruits par la cuisson ; cela détruirait les enzymes, les vitamines, et transformerait la structure moléculaire du fruit. Mieux vaut une pomme traitée mais crue qu'une compote de pommes biologiques. Par un traitement on ne rajoute qu'une seule sorte de molécules aux milliers de molécules de la pomme. Par la cuisson il n'y a pas ajout de substance mais on transforme totalement la pomme elle-même. Cela se traduit par un changement de goût, de couleur et de texture. A l'arrivée il n'y a presque plus de molécules communes avec celles de la pomme crue. Un fruit consommé tel quel est bien plus savoureux !

En résumé, **l'homme, comme tous les primates, est essentiellement frugivore.**

8. Les graines germées

« Dieu dit : je vous donne toutes les herbes portant semence qui sont sur toute la surface de la terre et tous les arbres qui ont du fruit portant semence : ce sera votre nourriture. »

Genèse 1-29 (première page de la Bible).

Plongeons quelques instants dans le récit biblique de la création : au jardin d'Éden l'homme vivait heureux, en parfaite symbiose avec la nature et avec son créateur. Il y mangeait des fruits et des graines. Et brutalement arrive la chute : la pomme interdite est croquée. Une histoire de nourriture... Il s'ensuit un état de honte et de frustration, la notion de péché et de labeur. Le premier stress a fait son apparition. Après la chute, l'alimentation se diversifie : la viande, les herbes et la cuisson entrent dans les mœurs ! La longévité des patriarches diminue alors progressivement... Et si cette histoire était moins symbolique qu'il n'y paraît ? Pour renouer avec notre être profond, pour accéder de nouveau au bonheur du paradis perdu, il faudrait alors revivre la chute en sens inverse : purifier nos pensées et revenir à l'alimentation originelle (fruits et graines).

Les graines telles que le soja, le riz, les lentilles, les pois chiches, la luzerne, le mil, le sarrasin, le fenugrec, l'épeautre, les graines de tournesol... contiennent quantités de substances utiles à l'organisme, en particulier des protéines, des hydrates de carbone et, pour lutter contre le stress, des vitamines du groupe B et du magnésium.

Il n'est pas possible de consommer les graines crues. Cela ne serait pas bien appétissant et même nocif dans le cas du blé qui contient de l'acide phytique lorsqu'il est cru. Aussi les graines et céréales sont habituellement cuites à l'eau ou sous forme de galettes ou de pain.

Ces procédés présentent des inconvénients. La cuisson neutralise l'acide phytique mais aussi une partie des vitamines et enzymes. Simultanément, l'agitation moléculaire due à l'élévation de température engendre des molécules nouvelles dont certaines sont toxiques. C'est le cas des molécules de Maillard obtenues par réaction des glucides avec les protides (7). Le traditionnel pain complet est obtenu en chauffant les hydrates de carbone du grain avec les protéines situées dans l'enveloppe du grain. Y aurait-il là aussi des molécules de Maillard ?

Il existe un autre moyen de préparer les graines et céréales qui ne présente aucun de ces inconvénients : c'est la germination. Il suffit pour cela de disposer d'un bocal vide et d'une toile moustiquaire. Les graines germent au contact de l'eau. De profondes modifications chimiques ont lieu durant les premiers jours de croissance. L'acide phytique est neutralisé. La quantité de vitamines A, B et C est multipliée car la plante en a besoin pour croître. Le taux de carotène (précurseur de la vitamine A) dans le grain de blé est multiplié par quatre entre le premier et le quatrième jour de germination. Le taux de vitamine B2 dans le haricot mungo est multiplié par dix entre le premier et le dixième jour de germination. De nombreux enzymes sont également synthétisés. L'amidon des graines est transformé en sucres simples de digestion facile tels que la dextrine.

Les graines germées sont hypervitalisantes. Elles n'entraînent aucune fatigue digestive et peuvent se manger telles quelles ou en salade. Il suffit d'en consommer régulièrement une quantité modérée (environ deux cuillères à soupe par jour et par personne) pour voir sa vitalité augmenter. Les graines germées sont très peu onéreuses. Un kilo de graines à l'achat donne entre deux et dix kilos de graines après germination.

---

7. L. Petit et J. Adrien : *La Réaction de Maillard* (Cahiers de nutrition et de diététique, vol. 2, fasc. 4, 1967).

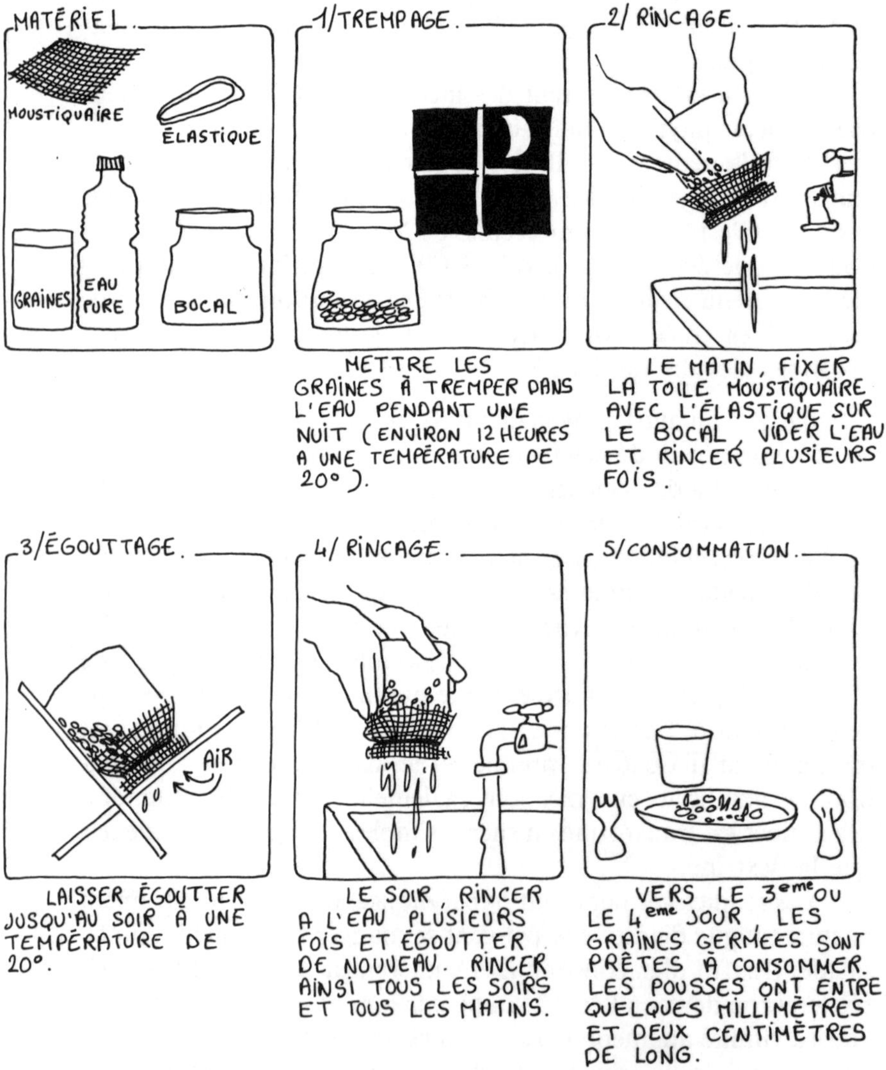
MATÉRIEL.
MOUSTIQUAIRE
ÉLASTIQUE
GRAINES
EAU PURE
BOCAL
1/TREMPAGE.
METTRE LES GRAINES À TREMPER DANS L'EAU PENDANT UNE NUIT (ENVIRON 12 HEURES A UNE TEMPÉRATURE DE 20°).
2/ RINCAGE.
LE MATIN, FIXER LA TOILE MOUSTIQUAIRE AVEC L'ÉLASTIQUE SUR LE BOCAL, VIDER L'EAU ET RINCER PLUSIEURS FOIS.
3/ÉGOUTTAGE.
AIR
LAISSER ÉGOUTTER JUSQU'AU SOIR À UNE TEMPÉRATURE DE 20°.
4/ RINCAGE.
LE SOIR, RINCER A L'EAU PLUSIEURS FOIS ET ÉGOUTTER DE NOUVEAU. RINCER AINSI TOUS LES SOIRS ET TOUS LES MATINS.
5/CONSOMMATION.
VERS LE 3ème OU LE 4ème JOUR, LES GRAINES GERMEES SONT PRÊTES À CONSOMMER. LES POUSSES ONT ENTRE QUELQUES MILLIMÈTRES ET DEUX CENTIMÈTRES DE LONG.

COMMENT FAIRE GERMER LES GRAINES.

Comment faire germer vos graines :

— Acheter des graines spéciales pour la germination (ni traitées, ni chauffées).

— Pour faire germer plus vite, mettre le tout à proximité d'un radiateur (une augmentation de chaleur de quelques degrés suffit).

— Pour ralentir la germination et stocker les graines germées avant consommation, mettre le bocal au réfrigérateur.

— Une eau du robinet de mauvaise qualité peut suffire à empêcher la germination ; utiliser alors une eau minérale en bouteille pour le trempage.

— Si vos graines ont tendance à moisir en germant (odeur très forte), il faut les rincer plus souvent (au moins deux fois par jour) et bien les égoutter à chaque fois.

— Les graines poussent en 4 jours. Il est donc commode d'avoir une rotation sur 4 bocaux en même temps : chaque jour, on mange le contenu du quatrième puis on y remet de nouvelles graines à tremper tandis que l'on rince et décale les 3 autres bocaux.

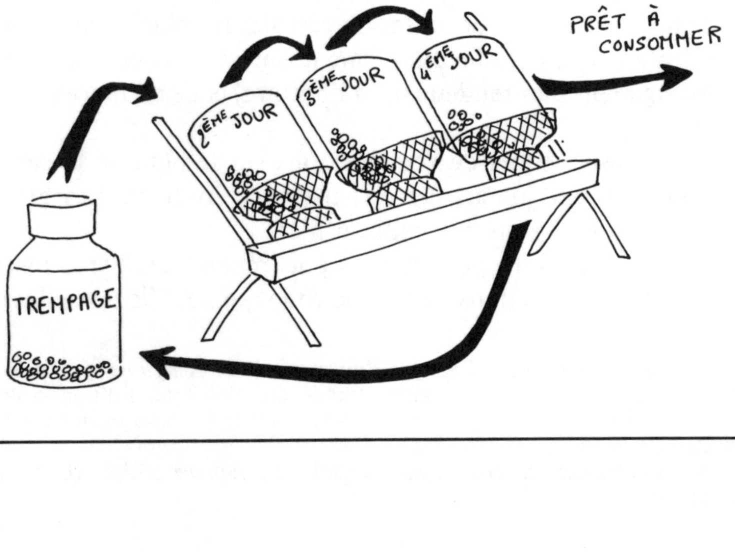

Les graines germées constituent un aliment antistress peu coûteux, facile à préparer (les enfants adorent s'en occuper) et d'une grande valeur pour la santé. Le professeur David Beguin, de l'Université de Washington aux U.S.A. (département de nutrition humaine), a conclu en 1984, après de nombreuses expérimentations, que les graines germées représentent un aliment exceptionnel, tant pour équilibrer la santé des habitants des pays développés qui mangent mal et trop, que pour permettre à ceux des pays sous-développés de se nourrir de façon optimum. Il est possible de faire germer toutes sortes de graines (8) :

— du soja vert en 4 jours ;
— des lentilles en 4 jours ;
— de la luzerne appelée aussi alfa-alfa en 6 jours ;
— des pois chiches en 4 jours ;
— du fenugrec en 3 jours ;
— du tournesol décortiqué en 2 jours.

Le blé, le maïs et l'orge sont à déconseiller, germés comme cuits, car leur consommation induit à la longue des troubles nerveux chez certains individus (irritabilité, spasmes, schizophrénie...) (9).

Une explication à ce phénomène réside peut-être dans le fait que le blé et le maïs sont parmi les céréales les plus sélectionnées. La sélection a été faite uniquement sur des critères de rentabilité (augmenter les rendements à l'hectare) et de commodité de la récolte (10).

Les conséquences de ces sélections sur le plan de la santé à long terme n'ont jamais été sérieusement étudiées. Les graines d'aujourd'hui ne sont pas celles d'hier.

Ces céréales sont pourtant les plus répandues. Seraient-elles pour quelque chose dans le vent de folie qui souffle actuellement

---

8. Pour plus de détails, consulter l'ouvrage : *Graines germées, jeunes pousses, une révolution dans l'alimentation* (du docteur Soleil aux Éditions Soleil).

9. F.C. Dohan : *Schizophrenia and Neuro-active Peptides from Food* (The Lancet, 12 mai 1979).

10. Jean Pernès : *La Génétique de la domestication des céréales* (La Recherche, n° 146, juillet 1983).

sur l'humanité ? Tout le malheur vient, là encore, de ce que les effets ne sont pas immédiats, ce qui empêche de faire le lien de cause à effet. Seul un organisme régénéré par le jeûne ou l'alimentation vitalisante constatera les troubles dans les heures suivant l'ingestion de ces céréales (nervosité, tremblements, tics nerveux, tendance à se ronger les ongles...). Il y a là une voie de recherches très importante à explorer. Le mécanisme en cause semble se situer au niveau des protéines de ces céréales et notamment du gluten. Entre 1 et 17 heures après une piqûre de gluten de blé, les rats ont un comportement aberrant, balançant leur tête et tapant du pied sur le sol, ce qui traduit l'irritation du système nerveux (11).

Il serait donc possible que le blé, le maïs et l'orge jouent un rôle dans la genèse du stress. Ces céréales n'existaient pas dans la nature et ont été obtenues depuis quelques milliers d'années par des sélections successives. Il n'y a aucune raison pour que leur métabolisation soit génétiquement prévue. La caséine, une protéine du lait, semble produire des troubles similaires (12).

Toutes les autres graines consommées germées sont des facteurs de vitalité. Auriez-vous pensé à chercher dans la Bible pour résoudre un problème d'alimentation ?...

9. Les oléagineux

« Il ne sert à rien de lire des livres instructifs si l'on n'est pas résolu à vivre ce qu'ils enseignent. »
Mère.

Toutes les espèces de noix (noisette, amande, cacahuète, noix du Brésil, noix de Pécan...) sont des fruits oléagineux. Ils apportent notamment des protéines, des acides gras, des vitamines et des éléments minéraux. Ils font partie des aliments vitalisants à condition de respecter deux conditions :

11. Levitt, Kushnir et Dohan : *Pavlov* (Journal de biologie scientifique, n° 13, 1978).
12. Klee, Zioudrou et Streaty (Journal of Biology Chemistry, n° 252, 1979).

— Ne pas en abuser, cela surchargerait le foie.

— Les consommer telles quelles. Le fait de griller et de saler les cacahuètes transforme un aliment utile en un aliment facile à vendre et à manger, mais nuisible.

Les besoins en oléagineux varient beaucoup d'un jour à l'autre et d'un individu à l'autre. En moyenne on pourra consommer de l'ordre de 20 amandes ou 10 noix par jour (une poignée). Les fruits oléagineux vendus dans le commerce sont en général lavés avec des produits décapants (pour une meilleure présentation) et chauffés à une température supérieure à 50°C. Ce chauffage a pour conséquence une modification du goût et de la structure moléculaire.

Symboliquement, les oléagineux portent en eux toute la puissance de vie de l'arbre qu'ils peuvent faire pousser. C'est un aliment très concentré, y compris sur le plan nutritionnel ; c'est pourquoi il suffit d'en consommer de petites quantités.

On préférera les oléagineux vendus en coque (non décortiqués).

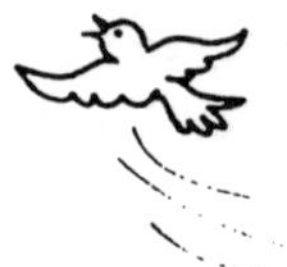

10. Les œufs

« Rien de grand n'a jamais été accompli sans enthousiasme. »
Emerson.

Les œufs constituent un aliment de grande valeur. L'usage doit cependant n'en être qu'occasionnel, sous peine de surcharge. En moyenne sur l'année, on ne dépassera pas deux œufs par semaine.

C'est surtout le jaune d'œuf qui est intéressant : il contient tous les acides aminés (composants élémentaires des protéines) indispensables à l'organisme. Le jaune d'œuf peut se manger cru et il se révèle alors doux et onctueux au goût. Comme les graines germées, les protéines du jaune d'œuf sont particulièrement recommandables aux enfants qui grandissent, aux femmes enceintes ou qui allaitent et aux malades en convalescence.

Il faut être très vigilant quant à la provenance des œufs. Le besoin de rentabiliser les élevages industriels conduit à nourrir les poules d'une façon qui augmente les rendements mais qui dégrade la qualité des œufs. Dans des conditions naturelles, une poule pond environ cinq fois moins souvent que dans les élevages actuels. Ces œufs produits à la chaîne par des poules hyperstressées, éclairées 24 heures sur 24 comme en plein jour (cela augmente les rendements), peuvent-ils avoir la même valeur nutritive ? Des œufs de mauvaise qualité peuvent produire notamment des diarrhées, de l'agressivité et des pulsions sexuelles incontrôlées (par excitation des cellules nerveuses).

11. Le miel

« Le miel est le cantique de l'amour
La substance de l'infini
L'âme et le sang plaintif des fleurs. »
Federico García Lorca.

Le miel est un aliment de très grande valeur nutritive et d'une douceur exquise, tellement bon qu'il faut prendre garde de ne pas en abuser. *« Il n'est pas bon de manger trop de miel »*, lit-on dans l'Ancien Testament.

La plupart des miels du marché sont trafiqués, ce qui leur ôte une grande partie de leur saveur et de leurs vertus nutritives. Le miel ne doit pas avoir été chauffé et les abeilles doivent avoir été nourries sur leur propre miel (et non avec du sucre, ce qui augmente les rendements). Mieux vaut manger moins de miel, mais le choisir de meilleure qualité.

Le miel restitue, pour le plus grand plaisir du palais, tous les parfums des fleurs butinées par les abeilles.

12. La viande et le poisson

L'homme, essentiellement frugivore, peut consommer occasionnellement de la viande et du poisson.

Aujourd'hui la viande est devenue un problème majeur pour la santé des populations, à tel point que certains préfèrent devenir végétariens. Ils ont raison de dénoncer les méfaits de la viande lorsqu'on en mange à tous les repas, cuisinée et accompagnée de sauces compliquées tout aussi nocives que la viande elle-même. Les méfaits de la viande sont de trois ordres :

— On en mange beaucoup trop.

— Elle est de mauvaise qualité en raison des hormones, des antibiotiques et de l'alimentation administrés au bétail (13).

— Elle est cuite.

L'homme préhistorique (paléolithique) mangeait occasionnellement de la viande, mais cette viande était beaucoup moins grasse : 4 % de graisse alors que les animaux d'élevage d'aujourd'hui en contiennent jusqu'à 25 % (14).

La consommation de viande en France a été multipliée par quatre en l'espace d'un siècle. La viande est notamment incriminée dans : les cancers du côlon (15), les maladies cardio-vasculaires (infarctus, excès de cholestérol) et les rhumatismes. Trois des plus grands fléaux des pays développés ! Au contraire, un régime riche en fibres (fruits, légumes, graines germées, céréales complètes) résoud le problème de la constipation et diminue la fréquence des cancers du côlon et du rectum (16).

En excès, la viande fait partie du cycle des excitants qui débouche sur le stress. Il est conseillé d'en manger moins, de la choisir

---

13. Drugged Cows : *Antibiotics and Food for Thought* (Time, n° 114, septembre 1979).

14. Eaton et Konner : *Paleolithic Nutrition* (The New England Journal of Medicine).

15. *Intestinal Cancer may be increased by Meat* (Medical Tribune, septembre 1972).

16. Sauberlich : *Implications of Nutritional status on Human biochemistry, physiology and health* (Clinical Biochemistry, vol. 17, avril 1984).

de meilleure qualité et de lui préférer le poisson. Les Japonais qui consomment moins de viande et plus de poisson ont un taux de cancer du côlon très inférieur. Les protéines de la viande sont intéressantes mais celles des œufs, du poisson, des noix et des graines germées le sont tout autant.

La viande contient beaucoup de graisses saturées dont l'abus détériore les artères. Les charcuteries, pâtés et saucissons sont fabriqués avec les déchets des abattoirs non vendables directement. Leur composition très grasse et les multiples transformations subies (provenance inconnue, cuisson, ajout de substances, mélanges...) en font des aliments peu recommandables.

Il est possible d'être végétarien toute sa vie en consommant des protéines végétales (céréales, légumineuses, graines germées, noix...). Cependant, il semble que la viande soit utile à certains moments de l'existence. La consommation instinctive de viande crue de très bonne qualité peut même jouer un rôle important chez certains grands malades. Manger de la viande crue n'est cependant pas forcément recommandable en raison de la présence de parasites tels que le ténia. La viande peut être consommée crue, mais il faut alors être absolument certain de sa provenance (mieux vaut s'abstenir que de faire une bêtise : l'animal doit avoir été nourri 100 % naturel sans jamais avoir reçu de compléments artificiels ou traitements hormonaux).

Viande et poisson peuvent être consommés séchés, comme le faisaient les Esquimaux. Ils présentent ainsi l'avantage de se conserver plus longtemps, d'être beaucoup moins répugnants que la viande ou le poisson frais et surtout d'être plus savoureux ! Le séchage est un peu l'équivalent d'une cuisson douce à l'air libre. Il suffit de suspendre les morceaux à l'abri des mouches et du soleil, soit à température ambiante dans un garde-manger, soit au réfrigérateur. Quelques jours de séchage suffisent pour donner un goût boucané très agréable.

La nouvelle cuisine française s'efforce de très peu cuire les aliments. Voici la nouvelle « nouvelle cuisine » qui consiste à tout consommer cru ou séché !

En résumé, pour limiter notre stress digestif nous choisirons, à l'instar des Japonais, de manger plutôt du poisson que de la viande et d'être plus exigeant sur la qualité. Moins, mais mieux !

13. Le sucre

« Le mal du sucre... il est terrible. Il n'y a probablement aucune maladie qui cause une souffrance aussi généralisée que l'hypoglycémie. »

Danièle Starenkyj.

Le sucre, qu'il soit blanc ou roux, est un produit chimique raffiné, hyperconcentré dont l'usage alimentaire fait des ravages (17). Le nom scientifique du sucre est le saccharose. Dans l'organisme il dérègle les mécanismes du glucose ce qui mène lentement mais sûrement à l'hypoglycémie puis au diabète.

Comme l'alcool et le café, le sucre laisse un sentiment de vide et de déprime après une phase d'euphorie passagère. Comme la viande, le sucre acidifie le sang. Cette acidification contribue à l'hyperexcitabilité neuromusculaire typique de la spasmophilie. Le sucre déminéralise l'organisme en épuisant les réserves de magnésium et de vitamines du groupe B (18). De par ses effets sur les mécanismes du glucose, le sucre fait partie du cycle des excitants. Le docteur Abrahamson a remarqué que l'usage du sucre était, comme celui de l'alcool, relié à l'hypoglycémie (19). Triste palmarès ! Le sucre, l'alcool et la cigarette sont les trois champions de la dégénérescence.

Peut-être vous dites-vous : « *Cela tombe bien car je mange très peu de sucre !* » Mais savez-vous que la plus grosse partie du sucre est cachée dans les pâtisseries, boissons sucrées et autres crèmes glacées ? Une part de tarte aux pommes du commerce contient

---

17. Cleave : *The saccharine disease* (Wright John and sons, England, 1974).
18. Murray et Ruth : *Body, Mind and B Vitamins* (Larchmont Books, 1972).
19. Abrahamson et Pezet : *Body, Mind and Sugar* (p. 190-191).

l'équivalent de dix cuillères à café de sucre et un morceau de gâteau au chocolat quinze (20).

Le sucre n'est pas du tout nécessaire à la santé, au contraire ! Autrefois il n'existait pas. Ce qui est nécessaire ce sont les glucides et vitamines des fruits... et votre bonne humeur !

14. Les laitages

« Un corps sain est la bonne demeure de l'âme, un corps malade en est la prison. »

Sir Francis Bacon.

La consommation du lait et de ses dérivés (fromages, yaourts, beurre...) s'est généralisée à l'ensemble de la planète depuis quelques milliers d'années alors que l'homme n'en consommait jamais auparavant. La question des laitages est de celles qui soulève les plus vives controverses, sans doute en raison de la symbolique maternelle qui y est associée.

Les produits laitiers ne font pas partie de l'alimentation originelle de l'homme. On imagine mal nos ancêtres préhistoriques courant après une gazelle pour lui soutirer le contenu de ses mamelles à une époque où il n'y avait ni casseroles, ni trayeuse électrique !

Faut-il, comme on nous le recommande, boire du lait pour son calcium ? Il semblerait bien que ce soit là une des plus grosses erreurs de la diététique actuelle, y compris de certains régimes végétariens. Vous êtes surpris ? Là encore tout le malheur vient de ce que les conséquences n'étant pas immédiates, on ne fait jamais le lien de cause à effet, ni dans les milieux scientifiques, ni dans la vie de tous les jours. Dès leur plus jeune âge, il est coutume de nourrir les enfants au biberon de lait de vache. 95 % d'entre eux vont rapidement fabriquer des anticorps face à certaines protéi-

20. *A Physician's Handbook on Orthomolecular Nutrition* (Pergamon Press, 1977).

nes du lait, ce qui démontre le caractère étranger et indésirable de ces protéines du lait de vache dans le corps humain (21). Quelle est alors l'attitude des fabricants de produits pour bébés ? Mettre au point de nouveaux procédés industriels pour « materniser » le lait ! Et si la véritable question était de se demander : « *Devons-nous oui ou non consommer du lait d'une autre espèce ?* »

La liste des articles scientifiques confirmant le rôle du lait et de ses dérivés dans toutes sortes de troubles pathologiques ne cesse de s'allonger.

On pourrait penser que c'est l'excès de lait ou sa mauvaise qualité qui est en cause. Il n'en est rien car ce sont les constituants du lait lui-même qui semblent poser problème. La question n'est donc pas « *Devons-nous consommer moins de lait de vache ?* » mais « *Devons-nous en consommer ?* ».

L'argument qui a longtemps incité à la consommation des laitages est le suivant : le lait de vache contient du calcium (ce qui est vrai), il faut du calcium pour vivre (ce qui est vrai), donc il faut du lait de vache pour vivre (ce qui est faux). Il y a beaucoup de calcium dans la craie et cela ne signifie pas qu'il faille en manger ! Il existe d'autres sources de calcium que les laitages : notamment dans les fruits, les légumes et les céréales. En réalité le lait de vache est même trop riche en calcium pour un être humain (288 mg/l contre 88 mg/l pour le lait de femme).

Une consommation excessive de protéines a été reliée à des phénomènes de décalcification (caries dentaires et ostéoporose) (22). Il ne suffit pas d'avoir du calcium en quantité, il faut que le corps puisse l'assimiler, donc que l'alimentation soit correcte par ailleurs.

---

21. Charles W. Parker : *Immune Responses to Environmental Antigens absorbed throught the Gastrointestinal tract* (Federation Proceedings, vol. 36, avril 1977).

22. Margen, Chu, Kaufmann et Calloway : *Studies in Calcium Metabolism : the calciuretic effect of dietary protein* (American Journal of Clinical Nutrition, n° 27, 1974).

Les laitages participent au développement de nombreux troubles de santé, en particulier :

— Les maladies cardio-vasculaires (*Milk Proteins and other Food Antigens in Atherom and Coronary Heart Disease,* American Heart Journal, février 1971).

— Les infections et états inflammatoires (docteur Wilson : *Treating the Patient who has Chronic Ulcerative Colitis,* Modern Medicine, février 1975).

— Le cancer et, en particulier, le cancer du sein. C'est au niveau des glandes mammaires qu'interviennent les réactions biologiques liées aux protéines et virus du lait (*Tritration of Milk Agent Virus in Milk and Lactating Mammary gland cells,* Hospital Tribune, mai 1970 ; *Cancer of Breast linked to Virus in new Evidence,* Medical Tribune, avril 1971).

— Les diarrhées et coliques, l'urticaire, l'eczéma, le spasme bronchique (Charles W. Parker : *Immune Responses to Environmental Antigens absorbed throught the Gastrointestinal tract,* Federation Proceedings, vol. 36, avril 1977) et même peut-être le syndrome de mort subite chez les jeunes enfants (Parish, Barett, Coombs, Gunther et Camps : *Hypersensitivity to Milk and Sudden Death in Infancy,* The Lancet 2 : 1106-1110, 1960).

— Les allergies (Heimer, Wilson et Lahey : *Sensitivity to Cow's Milk,* J.A.M.A., vol. 189, 1964 ; Heiner et Goldstein : *Clinical and Immunological Perspectives in Food Allergy,* Journal of Allergy, vol. 46, 1970).

— Certains troubles nerveux mineurs et la schizophrénie (Dohan : *Schizophrenia and Neuroactive Peptides from Food,* The Lancet, 12 mai 1979 ; Klee, Zioudrou et Streaty : *Endorphins in Mental Health Research,* Londres, 1979 ; Klee, Zioudrou et Streaty, Journal of Biological Chemistry, vol. 252, 1979).

Les premiers biberons de lait de vache provoquent fréquemment des diarrhées chez les bébés. L'intolérance à la bêta-lactaglobuline (une protéine du lait) n'est pas rare et oblige à « materniser » le lait. Même à l'âge adulte, le lait est la cause de certains troubles allergiques et immunologiques. La seule suppression des laitages (suppression totale car il s'agit de phénomènes immunitaires que de très faibles quantités suffisent à entretenir) apporte parfois des améliorations spectaculaires, notamment dans les états inflammatoires chroniques (colite, sinusite, nez bouché, otite...). Certains maux de tête résistant à tous les traitements médicaux disparaissent avec la seule suppression totale des produits laitiers. Le petit test suivant achèvera de vous convaincre : à l'issue de 15 jours sans aucun produit laitier, buvez deux verres de lait le matin à jeun. Il est courant de voir réapparaître dans les heures qui suivent fatigue, maux de tête, congestion nasale, douleurs articulaires...

Comment expliquer qu'un produit d'apparence naturelle et d'un usage aussi répandu que le lait puisse être inutile ou même nuisible ? La consommation de produits laitiers est une triple erreur, erreurs commises en croyant bien faire :

1. Les produits laitiers sont souvent de mauvaise qualité. Ce sont des réservoirs de virus et de microbes qui ne sont pas tous neutralisés par la stérilisation. Les traitements du bétail à base d'hormones et d'antibiotiques se retrouvent en partie dans le lait.

2. Consommer du lait à l'âge adulte. Le lait est un aliment de l'enfance. La sécrétion d'une enzyme appelée lactase qui est nécessaire à la digestion du lait se tarit à l'âge adulte... L'homme serait le seul mammifère à boire du lait à l'âge adulte.

3. Consommer le lait d'une autre espèce. Derrière la blancheur rassurante du lait se cache une grosse différence de composition chimique entre le lait de vache et le lait de femme. Les protéines du lait diffèrent totalement d'une espèce à l'autre. Le lait qui convient au nourrisson est le lait de sa mère, et non le lait de la vache.

Vous comprenez maintenant pourquoi le lait et tous ses dérivés sont classés dans la catégorie des aliments de dégénérescence. La suppression totale des laitages entraîne de nombreuses améliorations de santé. Vous trouverez tout le calcium nécessaire dans une grande variété de fruits, légumes, céréales, poissons et viandes.

Composition chimique moyenne de différents laits (en mg/l) (1) :

	Lait de femme	Lait de vache
Protéines	2 400	9 000
Calcium	88	288
Fer	1,5	0,1
Vitamine C	4,9	2

1. Extrait de : *Les Hommes malades des bêtes,* du docteur Agatha Thrash, Éditions Orion, 1984.

15. L'alcool

« Il est vraisemblable que l'une des premières erreurs de l'homme fut d'émigrer des pays tropicaux dont il était originaire et qui étaient aptes à le nourrir toute l'année par leur force solaire et la provende quasi continuelle de leurs fruits et de leurs herbes. Il lui fallut alors inventer le feu... »

Alain Saury.

Avec le feu sont venus la cuisine, puis l'alcool et les excitants (café, cigarette) qui donnent l'illusion d'un réchauffement.

L'alcool est une boisson artificielle obtenue par fermentation (vin, cidre, bière) ou distillation (liqueurs). C'est un facteur de stress faisant partie du cycle des excitants. L'alcool tue les cellules nerveuses en provoquant une euphorie passagère et interfère avec la digestion des aliments en créant des carences et des surcharges. L'alcool a été associé à des carences en vitamines B1 et B6 acide folique et zinc (23). Il peut mener à une surcharge en fer (24) et

---

23. Hathcock et Coon : *Nutrition and Drug Inter-relations* (Academic Press, New York, 1978).
24. Grace et Powell : *Iron Storage Disorders in the Liver* (Gastroenterology, 1974).

permet le passage dans le sang de toutes sortes de molécules toxiques en augmentant la perméabilité des intestins (25).

Les alcools forts (whisky, gin, vodka...) sont trop concentrés ; ils brûlent la muqueuse sur leur passage, favorisant (avec le tabac) les cancers de la langue et de l'œsophage. Ces alcools forts sont à proscrire totalement.

En revanche, la consommation en quantité modérée (un ou deux verres par repas) de vin ou de cidre de qualité peut être admise dans l'alimentation intermédiaire. La fermentation existe dans la nature, par exemple lorsqu'une grappe de raisin non ramassée pourrit sur place. Un verre de vin est probablement moins nocif qu'un verre de lait (à condition de ne pas en abuser).

Les Français sont les plus gros consommateurs d'alcool du monde, un record qui nous coûte à tous très cher. L'alcool ravage le foie des individus et remplit les hôpitaux, les cimetières et les asiles psychiatriques dès qu'on en abuse.

En résumé, les liqueurs font partie des aliments de dégénérescence tandis que le vin et le cidre de bonne qualité (sans dépasser deux verres par repas) font partie de l'alimentation intermédiaire.

16. La boisson

L'eau jaillissante et le jus de noix de coco sont les deux seules boissons absolument naturelles. Même le jus de fruit ne se rencontre pas dans la nature.

L'eau est indispensable à la santé. Elle est assimilée telle quelle par l'organisme, c'est pourquoi on peut boire entre les repas sans entraver les processus digestifs. Toutes les autres boissons (jus de fruits, vin...) contiennent des éléments nutritifs et ne sont pas des boissons, mais des aliments liquides.

---

25. Walker et Issebacher : *Uptake and Transport of Macromolecules by the Intestine* (Gastroenterology, 1974).

Le café et le thé entretiennent le cycle des excitants dont fait partie le stress. Les boissons « toniques » contiennent de la caféine ou des excitants.

Les boissons sucrées (sodas) sont à éviter en raison des inconvénients du sucre. Un litre de soda contient l'équivalent de 20 morceaux de sucre.

Dans l'alimentation vitalisante, les deux seules boissons sont l'eau en dehors des repas et le jus de noix de coco aux repas.

L'alimentation intermédiaire admet les jus de fruits pressés non sucrés, le vin et le cidre en quantité modérée et aux repas. Les fruits et le raisin frais seraient encore préférables et c'est ce que vous propose l'alimentation vitalisante.

Aujourd'hui la plupart des personnes mangent trop et ne boivent pas assez. Placez donc des bouteilles d'eau aux endroits stratégiques : table de nuit, table de travail, dans la voiture... vous serez ainsi certain d'avoir toujours sous la main de quoi vous désaltérer ! Un adulte a besoin de 2,5 l d'eau par jour ; environ 1 l vient des aliments, il faut donc boire au moins 1,5 l d'eau chaque jour.

L'eau de Volvic est une eau peu minéralisée que l'on trouve dans toutes les grandes surfaces et qui convient parfaitement.

17. Préparation des aliments

> « *Tous les transformateurs de produits alimentaires pourraient à juste titre être condamnés pour exercice illégal de la médecine.* »
>
> Alain Saury.

L'heure est venue de passer la cuisine sur le gril de la science. Réactions de Maillard, destruction des enzymes et vitamines, benzopyrène, saturation des graisses, altérations moléculaires... La liste ne cesse de s'allonger.

Tous les paysans savent qu'un animal nourri avec des aliments artificiels (en général des mélanges chauffés et enrichis de produits végétaux) sera plus gras plus vite, mais moins robuste. Il en va de même chez l'homme.

Plus un aliment est transformé, moins il est adapté à la physiologie humaine. La décomposition des vitamines et enzymes commence à 40°C. A 100°C (cuisson à l'eau) une grande partie des vitamines est anéantie et la structure moléculaire des aliments est déjà modifiée. Au-delà de 250°C (fritures et grillades) se forment des hydrocarbures polycycliques aromatiques tels que le benzopyrène qui est cancérigène. On trouve du benzopyrène dans tout ce qui est grillé ou torréfié (par exemple la viande grillée, le poisson fumé, le pain grillé, le café ou la fumée de cigarettes).

Comment peut-on garder les aliments en leur conservant toute leur valeur nutritive ? La congélation, bien que moins nocive que la cuisson ou la stérilisation, fait éclater les cellules de la matière vivante sous la pression du gel. Cela donne un aliment mort et qui s'abîme très vite après décongélation. Le procédé de conservation idéal consiste à refroidir au réfrigérateur, sans congeler.

Les fruits et légumes se gardent entre plusieurs jours et plusieurs semaines à température ambiante. Les fruits qui s'abîment (ou même le poisson et la viande) peuvent être découpés en morceaux et mis à sécher. Les gourmands raffolent d'ananas et de bananes séchés... Le séchage doit se faire à une température inférieure à 40°C. Les aliments ainsi séchés sont riches en enzymes et en levures qui sont des facteurs de vitalité.

Moins on transforme, mieux cela vaut. Moins de cuisine, moins de vaisselle... voilà qui fera l'affaire de bien des maîtresses de maison !

Les procédés qui donnent un aliment nutritif et sain sont : rinçage à l'eau fraîche, pelage des fruits, germination des graines, conservation entre 0 et 40°C, séchage à moins de 40°C.

On trouve ensuite, par ordre croissant de toxicité, les procédés classiques : congélation, cuisson à l'étouffée ou à la vapeur (70°), séchage industriel à haute température (80°), boîtes de conserves, cuisson à l'eau (100°), cuisson par four à micro-ondes, Cocotte-Minute (150°), cuisson à l'huile (fritures = 200°), grillage et fumage des aliments (250° et plus).

On obtiendra un maximum de vitalité et un minimum de stress en mangeant :

— Les fruits frais et, occasionnellement, séchés à basse température.

— Les légumes frais et, occasionnellement, séchés à basse température. Cuisson à la vapeur ou à l'étouffée pour l'alimentation intermédiaire.

— Les œufs et les coquillages crus (attention à la provenance) ou cuits à l'eau.

— Les viandes et les poissons crus (attention à la provenance), ou séchés à moins de 40°C, ou cuits à l'eau dans le cadre de l'alimentation intermédiaire.

18. Nombre de repas

« Nous sommes faits de quand nous mangeons. »
Professeur Reinberg.

Le nombre de repas quotidiens varie au cours de la vie. Un nouveau-né aura besoin de téter huit ou dix fois par jour. A huit ans, un enfant a besoin d'un goûter et d'un en-cas en milieu de matinée, soit 5 repas. A partir de l'adolescence, le goûter devient facultatif et, à l'âge adulte, deux repas par jour (trois au maximum) suffisent. Un vieillard peut se contenter d'un seul repas.

Chaque fois qu'un aliment est introduit dans la bouche, tous les mécanismes de la digestion se mettent en branle. Le grignotage entre les repas est un facteur de stress (26). Si vous éprouvez un besoin irrésistible d'occuper votre bouche, alors buvez un grand verre d'eau puis chantez !

26. Clarke et Palmer : *Eating Attitudes and Neurotic Symptoms in University Students* (British Journal of Psychiatry, 1983).

19. Dormir ou manger ?

Si d'aventure vous rentrez chez vous exténué le soir, que vaut-il mieux faire : dormir puis manger ou manger puis dormir ? That is the question ! Il faut toujours se reposer d'abord. La récupération nerveuse est plus urgente que la réparation métabolique. D'ailleurs la tension nerveuse bloque la digestion. Un repas pris dans un état de fatigue ou d'agitation ne sera pas très apprécié (protection partielle de l'instinct) ni bien digéré.

Même une courte relaxation suffit à supprimer les tensions de la journée et ouvre l'appétit. La prière ou la méditation avant les repas donnent le même résultat (décontraction par passage du cerveau en rythme alpha). Le bon sens populaire ne s'était pas trompé en affirmant « *qui dort, dîne* ». Il faut dormir d'abord, dîner ensuite.

CHAPITRE VIII

L'activité physique

« Les hommes qui ne font aucun exercice sont fatigués au moindre travail. »

Hippocrate.

Le muscle et le sport, même à l'ère des fusées spatiales, restent synonymes de santé et de dynamisme. Un tiers de notre poids, environ 25 kg, est constitué de muscles striés permettant de se mouvoir. Ces muscles ne dégénèrent que si l'on ne s'en sert pas !

1. La sédentarité est l'une des causes profondes du stress

Des recherches scientifiques à l'Université de Kansas aux États-Unis ont montré que les individus soumis à une activité physique régulière (il s'agissait, pour cette expérimentation, de bicyclettes d'appartement) ont un rythme cardiaque au repos inférieur à ceux qui ne pratiquent aucun exercice. Lorsqu'on les soumet à un stress psychologique (mémorisation de suites de nombres pendant plusieurs minutes), les sportifs ont obtenu de meilleurs résultats et ont été moins touchés par le stress mesuré par la modification du rythme cardiaque (1).

1. Holmes et Roth : *Association of Aerobic Fitness with Pulse rate and Subjective Responses to Psychological Stress* (Psycho-physiology, vol. 22, 1985).

Nos ancêtres ne se souciaient guère d'exercice physique et ils avaient raison. Avec le foin à remuer, le bois à couper, les bêtes à nourrir et les déplacements à pied, ils avaient tout l'exercice nécessaire. Aujourd'hui on se chauffe à l'électricité, les bêtes sont nourries industriellement et les déplacements se font en voiture, en bus, en train et par escaliers mécaniques. **Nous évoluons dans une société de presse-bouton.** Le seul exercice de la soirée, pour certains, consiste à se lever pour allumer la télévision ou aller se coucher ! Et encore, la télécommande a été inventée pour faciliter les choses ! Il en résulte un déséquilibre, une carence de mouvement.

Que ce soit en conduisant, devant la télévision ou au cinéma, nous vivons dans l'illusion visuelle du mouvement. Au volant d'une voiture, nous avons l'impression de foncer à 150 km/h ; en réalité ce n'est pas nous qui bougeons, mais la voiture. Nos mécanismes d'action (stress avec sécrétion d'adrénaline) sont mis en branle, notre besoin de mouvement est stimulé... mais pas satisfait. Voir sans faire est frustrant. Conduire ou regarder la télévision enclenchent des mécanismes psychiques qui doivent être suivis d'action sous peine de déséquilibre. Serait-ce l'une des causes de l'agressivité sans cesse refoulée de nos contemporains ?

Pas assez de mouvement et trop de stimulations intellectuelles, deux bonnes raisons de se mettre à bouger, à agir, à parler ou à chanter au lieu de toujours recevoir passivement. Une activité physique régulièrement programmée équilibre l'excès d'activités intellectuelles qui mène au stress. Mais attention ! Il en va du sport comme de toutes les bonnes choses : l'excès en est nocif. Il faut, selon la formule de Jean Cocteau, « *aller vite lentement* ».

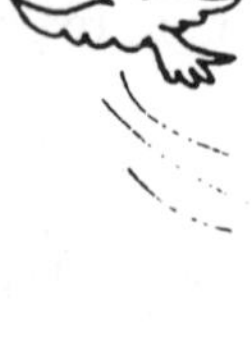

2. Comment choisir votre activité physique ?

Voici ce que nous pourrions appeler les dix commandements du sport (2) :

En faire : ce n'est pas tout d'en parler ou de suivre le sport des autres à la télévision, il faut en faire !

Chaque jour : mieux vaut 15 mn tous les jours qu'un jour par semaine.

Sports de base : avant de vous lancer dans des sports compliqués et onéreux, ayez à cœur de marcher, courir, nager et de vous assouplir.

Au grand air : respirez ! En plein air sinon la fenêtre grande ouverte.

Complet : tous les muscles doivent travailler, notamment le cœur et le diaphragme, piliers de la santé.

Juste mesure : l'intensité de l'effort doit être modulée en fonction de l'âge et de la condition physique.

Positif : avoir une attitude mentale positive. Riez, souriez, le sport est source de vie et de santé !

Hygiène : bien se laver après l'effort.

Repos : n'oubliez pas ce complément du sport.

Alimentation : seul, le sport n'est pas la panacée-santé. Il le devient si on lui associe l'alimentation saine, la pensée positive et le respect des rythmes biologiques.

Voici une liste des bienfaits que l'on peut espérer de la pratique régulière d'une activité sportive :

— prévention du stress ;

— renforcement du cœur et ralentissement de son rythme au repos ;

— sensation de bien-être, de calme et de force ;

— augmentation de la capacité respiratoire ;

— stimulation du fonctionnement des glandes ;

2. Extrait de l'article de Bruno Comby : *Les Cinq Dimensions du sport*, in revue *Vie et santé* (juillet 1986).

— redonne confiance en soi ;
— silhouette plus élégante ;
— combat l'obésité et la maigreur ;
— combat l'insomnie ;
— facilite la digestion ;
— détend les nerfs et pondère les émotions ;
— fortifie les muscles, les os et les ligaments ;
— renforce la volonté.

L'exercice physique permet même de ralentir la croissance des tumeurs cancéreuses (3). Les personnes ayant déjà eu un accident cardio-vasculaire (infarctus...) guérissent plus vite et rechutent moins en pratiquant une activité physique progressive telle que la marche (4). La règle d'or, dans tous les cas, est la régularité : tous les jours un peu et augmenter progressivement l'intensité de l'effort. Ne vous prenez pas tout de suite pour Jean-Claude Killy, Björn Borg ou Billy the Kid !

Si vous êtes stressé et fatigué, ne faites pas de sport tout de suite, vous vous épuiseriez encore plus. Prenez d'abord un peu de repos (relaxation) pour redonner la main au système nerveux parasympathique pendant quelques minutes et, ensuite seulement, mettez-vous à bouger. L'activité physique sollicite le système nerveux sympathique (adrénaline...) déjà surmené en cas de stress, c'est pourquoi il faut prévoir un peu de repos avant et après l'exercice.

Dans ces conditions, la pratique régulière d'une activité physique permet de compenser tous les méfaits du stress : accélération du cœur au repos, usure prématurée, fonte des muscles, déséquilibre des mécanismes du glucose menant à l'hypoglycémie et au diabète. La sédentarité fait partie du cycle des excitants tandis qu'une activité physique modérée mais quotidienne fait partie du cycle de la joie et de la santé.

---

3. *The effects of Exercise on the Growth of a Mouse Tumor* (Cancer Research, n° 4, février 1944).

4. Voir l'ouvrage de Nicole Walthert : *La Marche, source de santé* (Éditions Dangles, épuisé).

Combien de temps passez-vous chaque jour :
— Assis dans une voiture : 1/2 heure à 2 heures ?
— Assis au travail : 6 à 10 heures ?
— Assis à manger : 1 à 3 heures ?
— Assis devant la télévision : 0 à 6 heures ?

Le sport le plus naturel qui soit, le sport des origines, est la marche à pied. Voici ce qu'en pense le docteur Paul Dudley White : « *Marcher, c'est facile. C'est un exercice qui n'exige aucun équipement particulier si ce n'est une bonne paire de chaussures. On peut marcher par tous les temps et sur tous les terrains jusqu'à un âge avancé. La meilleure façon de garder la forme, c'est de marcher.* » La marche à pied s'intègre facilement dans vos déplacements habituels. Jusqu'à une distance d'un kilomètre, on a aussi vite fait de se déplacer à pied qu'en bus, métro ou voiture. Jusqu'au sixième étage, on va plus vite à pied qu'en attendant l'ascenseur.

La natation, la gymnastique douce (5) et le yoga (6) sont des sports complets, praticables à tout âge, même au cœur d'une grande ville. Les sports plus sophistiqués comme le ski, le football, le tennis, l'athlétisme ou la planche à voile permettent de renouer le contact avec la nature, de se confronter avec soi-même ou avec d'autres, de jouer avec les éléments naturels que sont le vent, la neige ou les vagues. Ce n'est pas par hasard si les sports de glisse font l'objet d'un véritable engouement. Les cités modernes nous ayant coupés de nos racines (terre, eau, arbres, fleurs, soleil...), ces sports recréent les conditions d'un contact intime avec la nature. Quelle sensation de communion avec la vague qu'un long surf à rivaliser avec le vent au pied d'une déferlante, éclaboussé d'embruns et grisé par la vitesse ! Oui vraiment, le sport est l'occasion de mieux se connaître, de prendre conscience de la merveille qu'est notre corps et de s'ouvrir à la beauté de la vie et du monde. Ouvrez les yeux

5. Voir l'ouvrage de Yvonne Sendowski : *Gymnastique douce* (Éditions Dangles).
6. Voir l'ouvrage de Thierry Loussouarn : *Initiation au yoga* (Éditions Dangles).

et voyez ce que d'habitude vous ne regardiez même pas. Nous vivons une époque formidable ! Alexis Carrel disait au début du siècle : « *L'inaction augmente les souffrances de la vie.* » C'est vrai. Alors... à vos baskets ! Voyez le bon côté des choses. Bougez ! Redevenez un individu dynamique à votre façon et prenez ensuite le repos que vous aurez bien mérité.

En pratique, répondez par écrit aux questions suivantes :

— Comment optimiser mes déplacements pour gagner du temps tout en faisant de l'exercice ?

— Puis-je envisager d'aller au travail à pied ou en bicyclette, au moins sur une partie du trajet ?

— Quel sport de base (marche, natation, yoga, gymnastique...) pourrais-je pratiquer 20 mn par jour ? Le matin ou le soir ?

— Comment pourrais-je profiter des vacances pour joindre l'utile à l'agréable (bricolage, jardinage, randonnée, apprentissage d'une nouvelle activité...) ?

CHAPITRE IX

Le respect des rythmes biologiques

« L'homme est un cadran solaire vivant. »
Takata (biologiste japonais).

1. Une merveilleuse horlogerie

« Rien n'est plus beau que le sens du mystère. »
Einstein.

La vie est un éternel recommencement. L'inspiration et l'expiration, l'hiver et l'été, la lumière et l'obscurité alternent sans cesse. Même au plus intime de la matière, les atomes obéissent aux lois de la mécanique ondulatoire. L'existence de ces rythmes circulaires et de deux principes complémentaires appelés yin et yang est à la base de la vision taoïste de l'univers. En ce qui concerne le stress, l'alternance de la prédominance des systèmes nerveux sympathique et parasympathique joue un rôle primordial. Les troubles liés au stress pourront être évités par des notions élémentaires sur le sommeil, la digestion, la relaxation, la méditation et la prière (à dominance parasympathique) et les activités intellectuelles et physiques (à dominance sympathique). En fait, l'homme est une véritable horlogerie de précision.

On peut distinguer, pour ne citer que les cycles principaux : le cycle respiratoire, le cycle de la vigilance, le cycle quotidien, le cycle hebdomadaire, le cycle mensuel et le cycle annuel. Ces cycles sont ceux dont l'existence est manifeste, évidente. Il en existe d'autres, au caractère plus ésotérique et dont l'existence n'est scientifiquement ni démontrée, ni démontrable.

A chacun de ces cycles correspondent des modifications physiologiques. Nos activités doivent donc être modulées en conséquence.

Autrefois, l'homme vivait en symbiose avec la nature et obéissait spontanément à ses rythmes biologiques, sans même s'en rendre compte. Aujourd'hui il en va autrement : les horaires sont imposés par le travail, les réseaux modernes de distribution permettent de disposer de tout n'importe où n'importe quand, l'électricité permet de veiller la nuit et les excitants de continuer à cravacher alors que le corps demande du repos. Toute transgression des lois biologiques fondamentales se paie tôt ou tard. Le non-respect des rythmes biologiques engendre le stress. L'étude de ces rythmes connaît un fort développement et reste promise à un bel avenir. Les pilotes d'avion tiennent compte de leurs cycles. La prise de médicaments à certaines heures permet de réduire les doses et d'en diminuer les effets secondaires ; cette branche de la médecine, la chronobiologie, est en pleine expansion. Le retour à la grande santé passe par l'écoute et le respect de soi-même, des autres et de la nature.

Cycle	Période	Durée de la déconnexion nécessaire	Planète
Respiratoire	6 secondes	1/2 seconde	
Vigilance	90 minutes	10 minutes	
Quotidien	24 heures	6 heures	Terre
Hebdomadaire	7 jours	1 jour	
Mensuel	28 jours	3 jours	Lune
Annuel	365 jours	30 jours	Soleil

2. Le cycle respiratoire

> *« L'activité rythmique est une propriété fondamentale de la matière vivante. »*
>
> Professeur Reinberg.

Inspiration... expiration... La durée de ce cycle varie entre 1 et 30 secondes environ. Plus la respiration est rapide, plus le sang se charge en oxygène. En amont de la respiration, le cœur pulse le sang pour assurer la délivrance de l'oxygène aux cellules. La vitesse des battements cardiaques est en gros proportionnelle à celle de la respiration (1). Ralentir sa respiration est un moyen indirect de ralentir le cœur et le métabolisme pour permettre un repos physiologique. Plus la respiration est rapide, plus le système nerveux sympathique est sollicité. **Une respiration antistress sera la plus lente possible.**

Les muscles de l'inspiration (le diaphragme) sont innervés par le sympathique. La tendance naturelle lors de l'inspiration est de se réveiller, rectifier la posture, lever la tête et ouvrir les yeux, prêt à l'action. On se réveille le matin sur une grande inspiration. En cas de surmenage, l'inspiration devient courte et superficielle et on ressent le besoin de « souffler un moment ». Au contraire, lors de l'expiration, le parasympathique prend le dessus. Cela donne une tendance à se replier, à baisser la tête et cligner des yeux. Le cerveau tend à déconnecter pour passer en rythme alpha. **Une respiration antistress insistera sur l'expiration**, ce qui permettra au parasympathique de remplir ses fonctions de récupération et de régénération de l'organisme.

Lors du cycle respiratoire, il y a donc une phase plus active (l'inspiration) et une phase plus intérieure (l'expiration). La durée de la déconnexion nécessaire au cerveau à chaque expiration est d'environ 1/2 seconde. Cette mise au repos de l'encéphale est auto-

1. Voir, du docteur René Lacroix : *Savoir respirer pour mieux vivre* (Éditions Dangles ; épuisé).

matiquement assurée par le clignement des paupières. Les paupières jouent un rôle d'humidification et protection des yeux, mais aussi de régularisation des rythmes cérébraux. Le clignement des paupières est d'ailleurs visible sur un électroencéphalogramme. Pour récupérer plus vite en cas de tension nerveuse, on peut allonger volontairement la durée du clignement des paupières (fermer les yeux quelques instants) tout en ralentissant l'expiration.

3. Le cycle de la vigilance

« Le plus grand secret pour le bonheur, c'est d'être bien avec soi. »

Fontenelle.

Ce cycle peu connu et mal respecté a une période d'environ 90 minutes (jusqu'à 2 heures selon les individus). C'est la prolongation, durant le jour, des cycles du sommeil de la nuit. Une nuit de sommeil est divisée en tranches de sommeil d'environ 90 mn. Au cours d'une tranche, on passe d'un état d'éveil (rythme bêta sur un électroencéphalogramme) à un état de veille (rythme alpha), de sommeil léger (rythme thêta), de sommeil profond (rythme delta) et enfin de sommeil paradoxal (retour au rythme bêta d'activité du cerveau mais le sujet reste inerte et endormi en apparence) avant soit de se réveiller, soit de continuer sur une nouvelle tranche de sommeil. Une nuit compte ainsi en moyenne cinq ou six tranches de sommeil. Sur le plan physiologique, on observe au cours de ce cycle une modification de l'activité du cerveau (visible sur un tracé d'électroencéphalogramme) et aussi des variations du taux de sérotonine, une hormone qui intervient dans la régulation de l'alternance veille-sommeil (2). Cette régulation nocturne est automatique. Merveilleux, n'est-ce pas ? Ce cycle hormonal et cérébral se poursuit tout au long de la journée. Toutes les heures et demie,

2. Voir, à ce sujet, l'intéressant ouvrage de Pierre Fluchaire : *Bien dormir pour mieux vivre* (épuisé).

le cerveau demande du repos. C'est pour cette raison qu'on a introduit à l'école une pause toutes les heures, au maximum toutes les heures et demie ; au-delà, les enfants deviennent insupportables, s'énervent et ne sont plus capables de travailler. Personne ne peut se concentrer à 100 % pendant plus de 90 minutes. Une pause est nécessaire. Même durant une épreuve d'examen qui dure 4 heures, il importe de se distraire quelques instants toutes les heures. On recommande pour la même raison aux automobilistes de faire une pause pour se dégourdir les jambes toutes les heures et demie. Au-delà le cerveau déconnecte automatiquement, ce qui donne un conducteur distrait, la tête dans les étoiles !

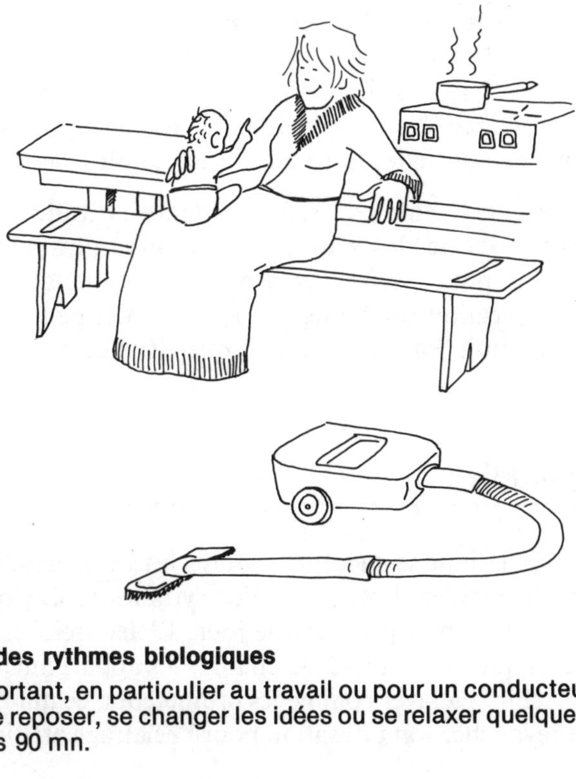

Respect des rythmes biologiques
Il est important, en particulier au travail ou pour un conducteur automobile, de se reposer, se changer les idées ou se relaxer quelques instants, toutes les 90 mn.

Alors que je préparais les concours des écoles d'ingénieur et que je travaillais beaucoup, j'ai toujours respecté (sans le savoir !) ce rythme de la vigilance et le rythme quotidien. Je me couchais tous les soirs à 22 h 30 au plus tard, faisais souvent à midi une sieste, même courte, et profitais des pauses entre deux cours pour aller m'oxygéner dans le parc de l'école. Le temps de manger, un peu de sport, et tout le reste du temps, vacances comprises, était employé au travail scolaire. Apparemment cette technique a donné de bons résultats !

Où que vous soyez, respectez ce cycle de la vigilance, et vous serez toujours en pleine forme. Le stress est comme un ressort sur lequel on tire sans cesse. Il suffit de s'arrêter toutes les heures pour le décomprimer, ne serait-ce que quelques minutes. Si on tire trop sur le ressort du stress, il se passe la même chose qu'en mécanique : on dépasse la limite d'élasticité et le ressort ne parvient plus à reprendre sa « forme » primitive. Le même phénomène se constate chez les gros fumeurs, les hyperactifs, les insomniaques et toutes les personnes « speedées » : elles n'arrivent même plus à se reposer alors que ce sont elles qui en auraient le plus besoin.

Si la fatigue se fait sentir, la meilleure attitude consiste à s'allonger ou à fermer les yeux ; on peut aussi plus simplement ouvrir la fenêtre pour respirer, en profiter pour aller aux toilettes, ralentir sa respiration ou changer d'activité. On peut rester très actif toute la nuit en ne dormant que 10 minutes toutes les 90 minutes !

4. Le cycle quotidien

Le jour et la nuit se succèdent toutes les 24 heures. Ce cycle est bien connu mais mal respecté. Nos rythmes biologiques prévoient de dormir la nuit pour agir le jour. L'électricité est un très grand progrès qui éclaire les cités, chauffe les appartements et alimente les machines à laver comme les ordinateurs, ce qui rend bien service. En revanche, son utilisation pour l'éclairage artificiel à des heures où nous devrions dormir est discutable. C'est une gigantesque source de stress. Nous devrions nous coucher avec le soleil pour nous lever avec les poules.

Le cycle quotiden règle l'activité et le repos mais aussi la prise alimentaire : on mange le jour et non la nuit ! A quel moment du jour faut-il manger ? L'insuline est une hormone qui réduit le taux de glucose dans le sang. Le maximum de sécrétion d'insuline a lieu lors de la digestion pour compenser l'arrivée des glucides alimentaires. Les analyses montrent que le corps fabrique un maximum d'insuline à 11 heures le matin et qu'il y a un deuxième pic moins important en fin d'après-midi vers 18 heures. C'est donc à ces heures-là que nous devrions être en train de digérer le plus. La fin de la nuit et le matin correspondent à un repos physiologique et digestif. Il ne faut donc pas, contrairement à ce qui est souvent enseigné, faire un gros petit déjeuner mais, au contraire, sauter le petit déjeuner ou se contenter de quelques fruits ou d'une infusion faciles à digérer. Si vous ressentez de la fatigue dans la matinée, cela peut être dû à une hypoglycémie : prendre quelques fruits si la fatigue est importante et revoir globalement l'alimentation pour résoudre le problème de l'hypoglycémie. Si vous ressentez des crampes à l'estomac ou des maux de tête dans la matinée, cela est dû à la détoxication qui s'opère en vous.

*

* *

Le rythme des repas qui me paraît le mieux convenir est donc de s'alimenter le matin comme un mendiant, le midi comme un roi et le soir comme un prince. Ce rythme a été obtenu empiriquement à la suite de multiples essais et semble convenir à merveille à tous ceux qui l'adoptent. Dans l'idéal, un adulte devrait faire deux repas par jour : un vers 11 heures le matin et un autre plus léger vers 18 heures.

En pratique, les contraintes sociales imposent trois repas par jour. On pourra alors soit sauter le petit déjeuner (surtout à partir d'un certain âge), soit faire deux gros repas et un plus léger le matin à base de fruits.

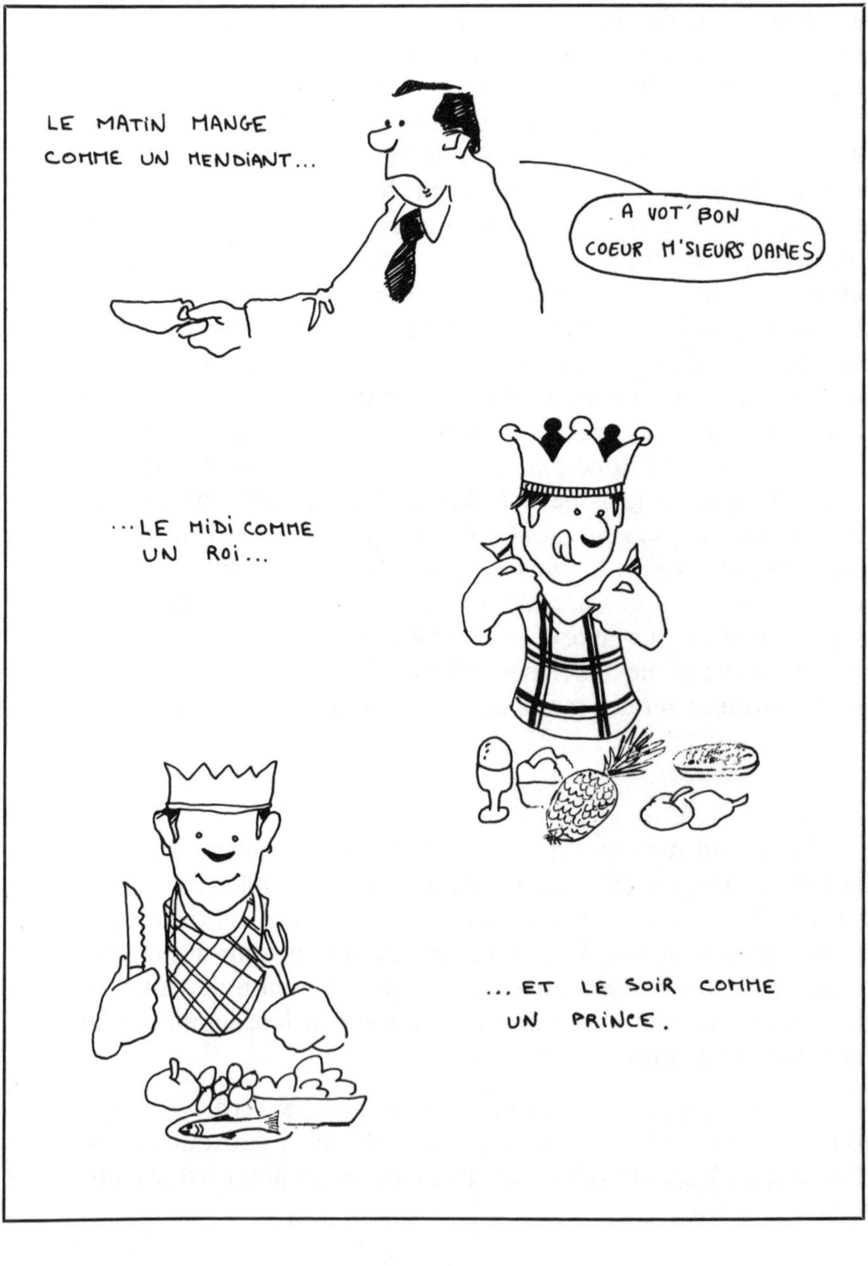
LE MATIN MANGE
COMME UN MENDIANT...
A VOT' BON
COEUR M'SIEURS DAMES
...LE MIDI COMME
UN ROI...
... ET LE SOIR COMME
UN PRINCE.

5. Le cycle hebdomadaire

« Au septième jour, il chôma après tout l'ouvrage qu'il avait fait. »

Genèse 2-3.

Ce cycle n'est à ma connaissance lié à aucune modification physiologique évidente. Certains le jugent essentiel pour des motifs d'ordre spirituel. Quoi qu'il en soit, l'organisation du travail étant basée sur la semaine de sept jours, il est nécessaire dans notre monde trépidant de se réserver au moins une journée sans travail pour laisser au cerveau le temps de s'éclaircir les idées. Faites du vendredi, du samedi ou du dimanche (selon votre religion et votre pays d'appartenance) un jour sacré, un jour de repos où rien ne presse. Profitez-en pour vous promener, chanter, lire, jardiner, discuter entre amis ou prier selon vos goûts. En bref, un jour par semaine d'antistress !

6. Le cycle mensuel

Ce cycle est mal connu : il est d'une durée de 28 jours (durée de révolution de la lune autour de la terre). Son importance se confirme de jour en jour. Il correspond au cycle menstruel de la femme. Il y a aussi des modifications hormonales tous les 28 jours chez l'homme, mais les manifestations en sont moins apparentes. Il est probable qu'autrefois la période des menstruations était exactement réglée sur le cycle lunaire (28 jours). Nous pouvons alors formuler l'hypothèse que les conditions de vie moderne et l'éloignement de la nature ont eu pour conséquence de décaler la durée du cycle, tantôt en moins, tantôt en plus, la durée moyenne restant de 28 jours.

La prise de la pilule anticonceptionnelle pour la femme modifie artificiellement un rythme biologique fondamental. Les femmes prenant la pilule sont plus sujettes que les autres à la dépression nerveuse, aux maladies cardio-vasculaires et même, semble-t-il, au cancer du sein. Certaines femmes prennent la pilule non pas comme un anticonceptionnel, mais pour régulariser leurs cycles. Cela peut s'avérer nécessaire dans certains cas exceptionnels mais, dans la plupart des cas, on peut éviter cette régularisation chimique contrainte et forcée en ayant une super-hygiène alimentaire excluant notamment les laitages. La prise de la pilule, comme tous les autres traitements hormonaux de longue durée, est un stress biologique majeur.

On raconte que Napoléon dormait très peu... mais qu'il faisait de courtes siestes à plusieurs reprises dans la journée. Il avait compris comment bien utiliser ses rythmes biologiques. En se reposant plus souvent, la durée totale du repos nécessaire diminue. **Un sommeil efficace sera fractionné en plusieurs fois dans la journée.** La sieste, habitude ancestrale tombée en désuétude, jouait un rôle de prévention du stress. La simple habitude de faire la sieste peut faire de vous un homme ou une femme infatigable.

Le besoin de sommeil, sans qu'on sache très bien pourquoi, est moins important au moment de la pleine lune. Inutile donc de paniquer et de prendre un somnifère si vous avez le sommeil léger à cette période. Sans doute nos ancêtres, par la lune éclairés, pouvaient-ils jaser toute la nuit, ce qui aura fini par se programmer génétiquement au cours des millénaires.

On constate une recrudescence des crises de spasmophilie et de nombreux autres troubles au moment de la pleine lune (3). C'est le cas notamment des aphtes et des crises d'épilepsie. Le risque d'hémorragie postopératoire, les accidents vasculaires cérébraux, les abcès dentaires et les gingivites seraient également liés au cycle lunaire. Les sages-femmes, les gardiens d'asiles psychiatriques et les agriculteurs connaissent bien, pour des raisons qui leur sont propres, l'importance du cycle lunaire.

---

3. Docteur Alain Cornic : *Stress et spasmophilie* (M.A. Éditions, 1984).

Alors, en pratique, que faire pour respecter ce cycle ? Essentiellement cesser le bombardement hormonal de la pilule pour les femmes. Même avec des microdoses, le but en est de modifier radicalement un équilibre biologique minutieusement réglé. Vous viendrait-il à l'idée de réparer une montre de précision suisse à coups de marteau ? Un corps humain est encore plus merveilleux et délicat qu'une pièce d'horlogerie. Il existe d'autres méthodes contraceptives aussi efficaces quand on sait les appliquer. La méthode Billings associe la méthode des températures et l'aspect de la glaire cervicale pour déterminer avec précision les jours de fécondité de la femme. Je connais plusieurs femmes ayant une bonne hygiène alimentaire (manger peu, cru et jeûner occasionnellement) qui sont parfaitement conscientes du jour de leur ovulation.

Par ailleurs, on pourra tenir compte du fait que la pleine lune est une période de sommeil allégé, de jeûne, de fêtes nocturnes et d'ouverture spirituelle. Les druides tenaient leurs réunions secrètes à cette période et le dimanche de Pâques est déterminé comme étant le dimanche qui suit la pleine lune après l'équinoxe de printemps.

7. Le cycle annuel

Ce cycle d'environ 365 jours correspond à une révolution de la terre autour du soleil. Il est si fondamental qu'on mesure le cours de l'histoire en nombre d'années. Inutile de décrire l'influence des saisons sur le climat ou les arbres perdant leurs feuilles.

Toute la nature est soumise à ce cycle. Nombreux sont les animaux qui hibernent et modifient par la force des choses leur alimentation en fonction des saisons. L'effet du cycle annuel sur l'homme est, curieusement, moins bien connu. Le professeur Sanborn (aux U.S.A.) a remarqué une augmentation du nombre de suicides et d'admissions dans les hôpitaux psychiatriques au printemps. En France, le docteur Attali a constaté une recrudescence des affections virales (herpès, zona, varicelle, oreillons...) à la pleine lune de janvier-février. Cela serait-il dû à une réceptivité cyclique aux maladies ou à une réaction de l'organisme consécutive aux excès gastronomiques des fêtes de fin d'année ?

Le besoin de sommeil est plus important en hiver qu'en été. Les aliments de l'été (fruits frais...) sont plus aqueux tandis que les aliments de l'hiver (noix, noisettes, fruits secs...) sont plus consistants et énergétiques. Les taoïstes et macrobiotes diraient que l'été est yin et l'hiver yang. Différentes religions préconisent un jeûne annuel à l'image du carême ou du ramadan. Le jeûne est conseillé en période d'adaptation pour faciliter le travail de l'organisme (stress, voyages en voiture, changement de saison...).

Il semblerait qu'il existe un autre cycle d'une période de onze ans lié aux éruptions solaires (gigantesque flambée d'ondes électromagnétiques envoyées par le soleil). Cela se traduirait, selon les travaux du professeur Giorgio Piccardi aux U.S.A., par une augmentation de la morbidité et de la mortalité dans le monde. A l'autre bout du monde, les travaux du biologiste Takata montrent que l'activité solaire influe sur la composition du sang en albumine.

8. Le cycle de la vie et de la mort

Nous ne soulèverons pas la question de la réalité ou non de la réincarnation. Qu'il y ait une vie ou plusieurs, seul importe ce que nous faisons aujourd'hui, **ici et maintenant**. Inutile de se triturer les méninges sur l'avant et l'après ! Vivez, aimez, travaillez, avancez... c'est l'essentiel.

Les deux plus gros stress de la vie sont certainement la naissance et la mort, car cela correspond à un changement total d'environnement, d'un univers subtil vers un univers matériel et retour au subtil lors de la mort. Ces changements requièrent une adaptation et sont donc source de stress. Comme pour tous les autres virages de la vie, cela se passera d'autant mieux qu'on est en pleine possession de ses moyens, de sa lucidité et qu'on aborde le virage avec joie et sérénité pour un monde et un univers toujours meilleurs et toujours plus lumineux.

9. Retrouver l'harmonie originelle

« Au commencement, il n'en était pas ainsi. »

La symbiose entre l'homme et son environnement a été rompue par un mode de vie artificiel. Il n'est pas question de prôner un retour à l'ère préhistorique ; ce serait utopique et pas du tout souhaitable. Mais ne pourrions-nous pas au moins respecter nos rythmes biologiques et donner à notre corps les aliments qu'il lui faut ? L'homme est le seul animal doué d'intelligence conceptuelle lui permettant de comprendre, fabriquer des outils et transformer la matière. Mais il faut savoir ne pas trop en faire. Au lieu de nier l'existence de nos rythmes biologiques et la spécificité de nos besoins alimentaires, acceptons-les, nous vivrons sans stress ! Et puis, ces variations horaires, quotidiennes ou annuelles ne font-elles pas le charme de la vie ? Que tout serait triste si chaque minute était semblable à la précédente, si les saisons n'existaient pas !

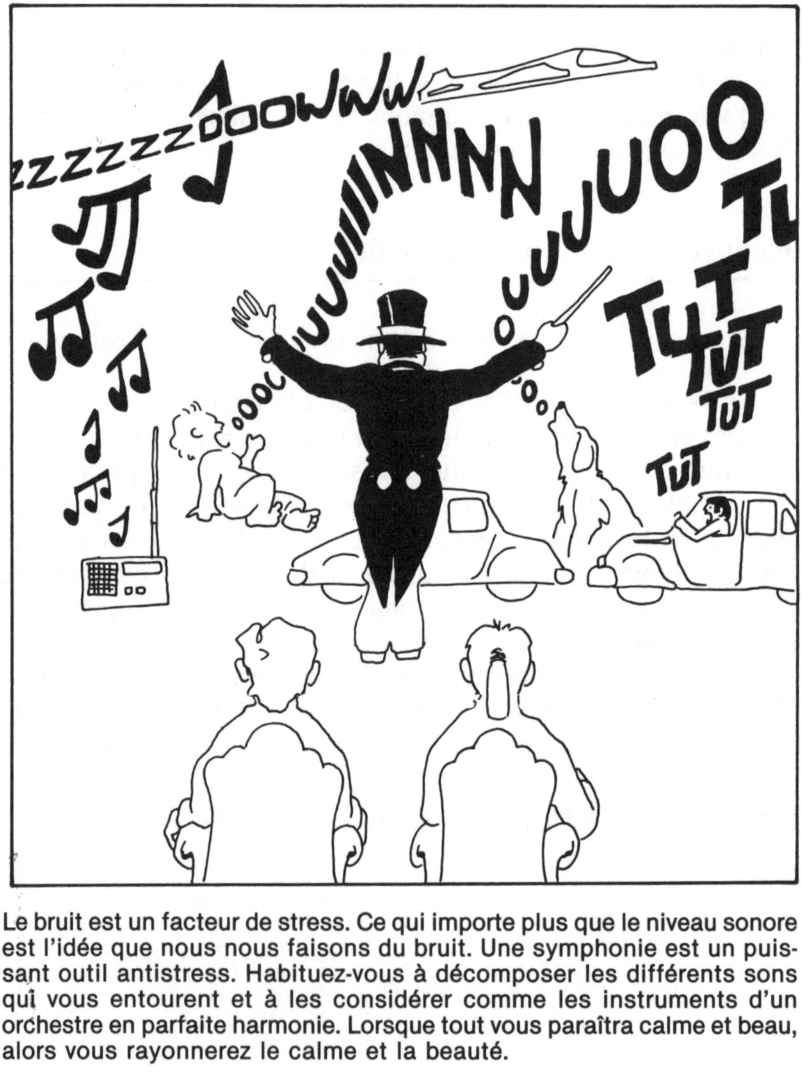

Le bruit est un facteur de stress. Ce qui importe plus que le niveau sonore est l'idée que nous nous faisons du bruit. Une symphonie est un puissant outil antistress. Habituez-vous à décomposer les différents sons qui vous entourent et à les considérer comme les instruments d'un orchestre en parfaite harmonie. Lorsque tout vous paraîtra calme et beau, alors vous rayonnerez le calme et la beauté.

CHAPITRE X

Pensée positive et vie intérieure

« Si chaque homme chaque jour jetait une fleur sur le chemin de son prochain, les routes de la terre seraient tellement plus agréables ! »

Villefort.

1. La pensée positive

« Au lieu de voir que les roses ont des épines, voyez que les épines ont des roses. »

Ellen White.

Transportons-nous au Moyen Age sur un chantier de construction d'une cathédrale et demandons à trois des ouvriers de ce chantier : « *Que faites-vous ?* » Le premier répond : « *Tu vois bien, je taille des pierres !* » ; il est centré sur l'action immédiate, l'acte technique. Le deuxième répond : « *Je gagne ma vie* » ; il ne voit rien d'autre dans son travail que le salaire. Le troisième exprime un autre point de vue : « *Mais tu vois bien, on construit une cathédrale !* » ; ce qui le motive est le fruit de son travail. Il sait ce qu'il fait (la cathédrale), comment le faire (la technique) et le salaire lui est donné de surcroît. C'est le plus heureux des trois. Il sait qu'il participe à une grande œuvre tandis que le deuxième a l'impression de perdre son temps. Pourtant tous les trois taillent des pierres, gagnent leur vie et construisent la cathédrale. Cet exemple montre à quel point l'idée que nous nous faisons de la vie à chaque instant importe plus que les circonstances elles-mêmes. C'est l'idée de départ d'un psychologue américain, Albert Ellis, qui en a tiré une technique psychologique simple pour être toujours heureux et en accord avec soi-même. Cela s'appelle la stratégie rationnelle-émotive. Cette théorie récente, qui s'inscrit dans le courant de la psychologie cognitive, connaît un grand succès aux États-Unis.

Prenons un exemple plus actuel : votre femme ou votre mari revient de faire les courses en ville et a cabossé la voiture. C'est un événement objectif que nous appellerons A. A va être interprété par vous de façon subjective (« *Elle aurait pu faire attention* », « *Elle conduit toujours aussi mal* » ou, au contraire, « *Ce n'est pas grand-chose* », « *Elle ne l'a pas fait exprès* »...). L'événement A va déboucher sur une réaction. Vous allez peut-être vous énerver et gronder votre femme ou votre mari. Mais gageons que si vous étiez mieux disposé ou si A s'était produit quelques jours après vos fiançailles, votre réaction aurait été plus clémente : « *Ce n'est pas grave, l'essentiel est que tu n'aies rien. Ce sera une excellente occasion pour changer de voiture.* » Un jeune fiancé est toujours bien disposé vis-à-vis de sa future épouse. Il applique sans le savoir le principe de la pensée positive : **quel que soit l'événement, il y a toujours moyen de le voir sous un angle positif ou négatif**. Soit les épines ont des roses, soit les roses ont des épines ; voyez toujours le bon côté des choses ! Une étude scientifique sur l'attitude des pilotes de ligne face au stress montre que la pensée positive et le fait d'écarter systématiquement les pensées conflictuelles diminuent l'état de stress (1).

Voici un bon « truc » : les lunettes du bonheur. Imaginez, posée devant vous, une paire de lunettes qui vous est réservée. Placez-les devant vos yeux. Ce sont des lunettes du bonheur. Vu à travers ces lunettes, tout est beau ! Désormais ces lunettes vous suivront partout et vous pourrez immédiatement les remettre devant

---

1. Sloan et Cooper : *Stress Coping Strategies in Commercial airline pilots* (Journal of Occupationnal Medicine, vol. 28, janvier 1986).

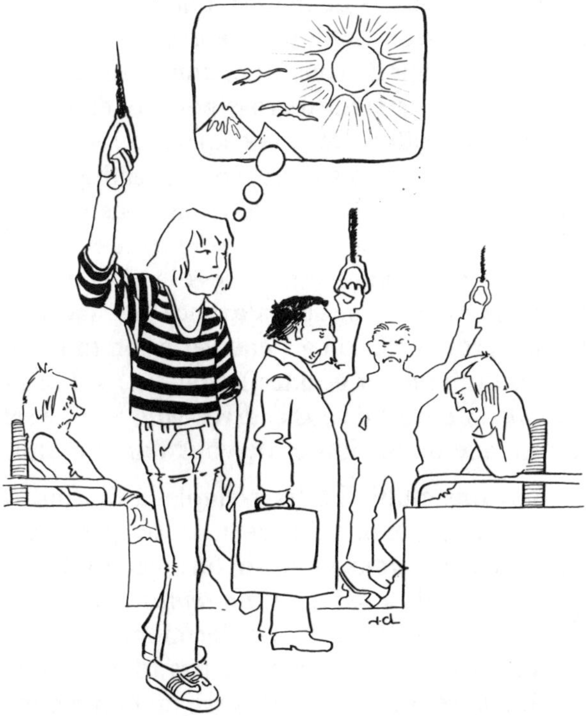

Utilisez tous vos temps morts à la pensée positive.

vos yeux (mentalement) si d'aventure vous deveniez un tantinet négatif ou agressif.

Une information qui parvient au cerveau est répercutée de multiples fois dans nos structures psychiques. L'adoption d'un nouvel état d'esprit permet de filtrer ces mouvements internes pour n'en laisser vivre que le positif. La technique est mentale (on imagine que...) mais l'effet est bien réel. En fonction de nos pensées, les influx nerveux passent dans des circuits différents du cerveau. Il peut en résulter une très grande décontraction et de la disponibilité ou, au contraire, des tensions musculaires et psychiques.

Voici quelques exemples d'application pratique de la pensée positive : vous commencez à vous assoupir pendant une réunion professionnelle ou en cours de mathématiques ; le temps est bien long et le sujet ennuyeux... Alors, chaussez des lunettes roses et voyez tout en rose autour de vous ! Les murs rosissent à vue d'œil, les livres et papiers se teintent de rose pourpre et les têtes de vos voisins prennent une allure de... cochon rose ! Voyez-le comme si vous y étiez. Cela vous fera sourire, vous détendra et vous reprendrez facilement le fil du discours. Aurions-nous mis le doigt sur l'origine de l'expression : « *Voir la vie en rose* » ? Autre exemple : vous faites la queue au supermarché et l'individu qui est devant vous s'impatiente, trouve que cela n'avance pas. La réaction classique consiste à grommeler ou à s'énerver à son tour. Alors enfilez vos lunettes du bonheur et dites-lui plutôt : « *Vous avez l'air très sympathique, pourquoi vous énervez-vous ?* » Ce sera l'occasion d'entamer une discussion et de vous faire un ami.

Nous pourrions multiplier les exemples à l'infini. Appliquez en toutes circonstances le principe de la pensée positive : **la vie est formidable et même si nous ne le voyons pas, tout a un but qui dans le fond est positif.** « *Tout en son temps sera reconnu bon* » est-il écrit dans le plus grand best-seller mondial.

La pensée positive ne transforme pas tout de suite un chômeur en millionnaire, mais elle changera un homme malheureux en optimiste épanoui. Les sages avaient découvert ce principe il y a fort longtemps puisque Epictète affirmait déjà : « *Ce ne sont pas les choses qui nous affectent mais l'idée que nous nous en faisons.* » Nos malheurs, nous les fabriquons de toutes pièces. Les recherches scientifiques montrent que l'absence de stress est étroitement liée à une image valorisante de soi-même et du monde (2).

La pensée positive appliquée en toutes circonstances ne laisse aucune place au stress. Le sourire, le chant, l'amitié, la visualisation, la pensée positive et les lunettes du bonheur sont autant de moyens pour filtrer le stress par un optimisme à toute épreuve (3) !

---

2. Hollin, Houston et Kent : *Neuroticism, Life-stress and concern about eating, body-weight and physical appearance in a non-clinical population* (Personnality and individual, vol. 6, 1985).

3. Voir l'ouvrage de Georges Barbarin : *L'Optimisme créateur* (Éditions Dangles).

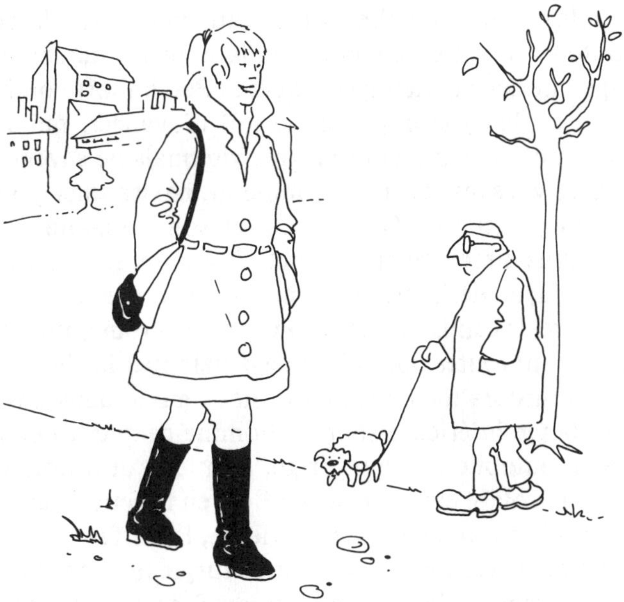

... Ce ne sont pas les choses qui m'affectent, mais l'idée que je m'en fais...

2. La vie intérieure

« La joie réside au plus intime de l'âme ; on peut aussi bien la posséder dans une obscure prison que dans un palais. »

Sainte Thérèse de Lisieux.

Même après avoir tout obtenu dans les domaines du travail, de la maison, de la famille et de l'argent, il reste un immense vide intérieur. Mère Teresa de Calcutta appelle ce phénomène la *privation spirituelle*. Chaque fois que nous souhaitons obtenir quelque chose et que nous n'y parvenons pas, il y a frustration et stress. **Apprenons à ne rien exiger.** Prenons la vie et ses péripéties comme autant de cadeaux et nous serons toujours joyeux !

Un imbécile qui marche avance plus vite qu'un intellectuel assis. Toute la vie est un chemin vers la lumière, lumière au sens d'éclairage intérieur et de rayonnement. Peu importe où nous en sommes ; c'est la dynamique, cette soif d'avancer, qui compte. Nombreux sont ceux qui courent très vite mais ne savent pas où ils vont. Une vie sans idéal est comme un navire sans gouvernail qui dérive au gré du vent. Que votre idéal soit humanitaire, social, culturel ou plus directement spirituel, l'essentiel est d'y travailler, d'œuvrer de façon désintéressée pour un avenir meilleur. Le nécessaire (le salaire, les amis, la santé...) vient alors tout naturellement. Les religions ont toutes pour objet de développer la vie intérieure, ce désir de toujours mieux faire qui nous guide dans nos choix. L'esprit et la vie intérieure sont à l'homme ce que le conducteur est à une automobile : ce qui dirige, donne la direction à suivre en tournant le volant et freine ou accélère en fonction des besoins. Pour faciliter l'éclosion de la vie intérieure, les différentes religions ont institué des rites. Ce peut-être une liturgie le dimanche matin, la confession mensuelle, une méditation face au soleil levant ou une prière chantée à la louange d'Allah face à La Mecque. **Qu'importe le rite pourvu qu'on ait la vie intérieure !**

*

* *

Avez-vous remarqué comme certaines personnes rayonnent de bonté et de joie ? Tout leur réussit. On dit que ces personnes ont un charisme particulier. Comment font-elles ? Souvent attaché à l'image de célébrités ou de leaders politiques, le charisme émane aussi d'un enfant heureux, d'une femme amoureuse, d'un parent affectueux ou d'un ami épanoui. Le charisme résulte d'une vie intérieure intense. Nous avons tous en nous une lumière d'une intensité fabuleuse, mais nous oublions de l'allumer. La mise en route de cette force intérieure correspond à ce que les Orientaux nomment « kundalini » et qui est ressentie comme une très grande énergie tourbillonnante prenant naissance dans l'un des « chakras » de la colonne vertébrale. Cette énergie donne l'impression d'être envahi par une très grande lumière d'amour et s'accompagne fréquemment de phénomènes paranormaux (visions, dédoublements...). Ceux qui sont passés par ce genre d'expérience s'en souviennent toute leur vie. Sans aller jusqu'à la kundalini, développer sa vie intérieure, c'est amplifier cette petite lumière qui est en nous et la rendre cohérente, comme la lumière cohérente d'un faisceau laser comparée à la lumière ordinaire.

Comment développer sa vie intérieure ? Il faut le désirer fortement. On y trouve ce qu'on y cherche... Le meilleur moyen consiste à observer les personnes auxquelles vous souhaiteriez ressembler et à vivre à leur contact. Le charisme et la vie intérieure sont contagieux. Discutez avec ces personnes, aidez-les et imbibez-vous de leur façon de vivre et de parler.

Un muscle qui ne travaille pas s'atrophie. De la même façon, l'absence de vie intérieure est l'aboutissement d'années de négligence des choses de la pensée. Heureusement, l'obscurité n'est que l'absence de lumière et dans ce domaine on n'est pas aveugle pour toujours. Ceux qui, toute leur vie refusent l'existence des mondes subtils, en deviennent conscients par la force des choses au moment de leur mort !

Au-delà des clivages religieux, les activités spirituelles et la pratique quotidienne de la prière éloignent du stress. L'image d'une vie spirituelle accomplie est synonyme de calme et de sérénité. N'est-ce pas là l'antistress absolu ? Cet état n'est pas réservé à une poignée de saints prédestinés ; nous pouvons tous y accéder. Si les événements ne cessent de vous accabler et que vous ne voyiez aucune issue favorable, remettez tout entre les mains de Dieu. Faites de votre mieux et le reste s'arrangera. La prière est un excellent moyen pour résoudre les problèmes insolubles. C'est un outil extrêmement puissant et, comme pour tout outil performant, il est conseillé de respecter quelques conditions :

— Ne pas rechercher son intérêt personnel.
— Y mettre toute l'intensité possible.
— Demander et visualiser des choses concrètes.

La prière n'est pas un acte triste ou répétitif. C'est le rite qui peut le devenir. Au contraire, **la prière bien comprise est un cri d'espoir, un appel intense à la vie.**

Le docteur Gérard Jampolski (4) montre qu'il n'existe que deux sentiments fondamentaux qui s'excluent l'un l'autre : l'Amour (qui engendre la joie, la confiance, le calme...) et la peur (qui engendre la haine, l'agressivité, la guerre...). On pense parfois que ce sont les autres qui nous stressent et nous énervent, que c'est par *leurs* fautes que *nous* sommes malheureux. Changeons d'optique. Considérons l'agressivité des autres comme le reflet de nos propres défauts et acceptons-la. Au lieu de voir la paille qui est dans l'œil du voisin, ôtons la poutre qui est dans le nôtre et il n'y aura plus ni paille, ni poutre.

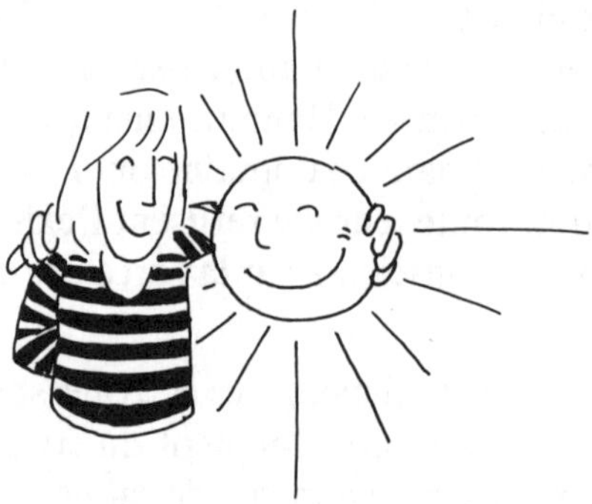

« *La vraie religion c'est l'Amour en action.* » (Mère Teresa.)

Combien de jeunes en âge de se marier se disent : « *Il faut absolument que je trouve un jeune homme (ou une jeune fille) formidable, beau, sensible, instruit...* » ? Combien se posent la véritable question : « *Comment faire pour que je devienne formidable, gentil...* » ? Soyez plus exigeant avec vous-même et moins avec les autres, aimez et respectez tous les êtres qui vous approchent et votre vie en sera transformée. Assez curieusement et sans qu'on puisse scientifiquement l'expliquer, la haine attire la haine et l'amour attire l'amour. Il en va d'ailleurs de même avec les ani-

4. Docteur Gérard Jampolski : *Aimer, c'est se libérer de la peur* (Éditions Soleil, 1986).

maux. Si vous croisez un gros chien dans la rue et que vous avez peur d'être mordu, vous suscitez en lui la peur et il risque fort de se défendre en vous attaquant ! Tous nos sentiments et nos pensées sont ainsi transmis à travers l'espace et le temps et influent sur les autres et sur le monde en général. **Pensez, voyez et agissez donc toujours de façon positive** (5). Cultivez ce qu'il y a de meilleur en vous. « *Là où il n'y a pas d'amour, mettez de l'amour et vous recueillerez de l'amour* » suggérait Jean de la Croix.

Si ce chapitre vous paraît être du charabia, si vous ne voyez pas dans quelle direction avancer, ne vous formalisez pas. Appliquez-vous dans tout ce que vous faites, cherchez sincèrement le beau et le vrai et le reste viendra tout seul. En nous se cache la beauté d'une rose pas encore éclose.

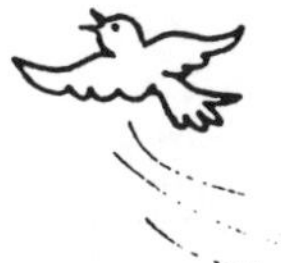

5. Voir les ouvrages du docteur Joseph Murphy : *L'Énergie cosmique, La Paix est en vous, La Dynamique du bonheur* (Éditions Dangles).

TROISIÈME PARTIE

Faire face au stress

« La vie est un sommeil
L'amour en est le rêve
Et vous aurez vécu
Si vous avez aimé. »
Alfred de Musset.

« Si tous les médicaments de la pharmacopée, à quelques exceptions près, étaient jetés à la mer, l'humanité s'en porterait mieux et les poissons plus mal » (docteur Oliver Mendel Holmes, doyen et professeur d'anatomie et de physiologie à la Harvard Medical School, dans un discours devant la Massachusetts Medical Society en 1860).

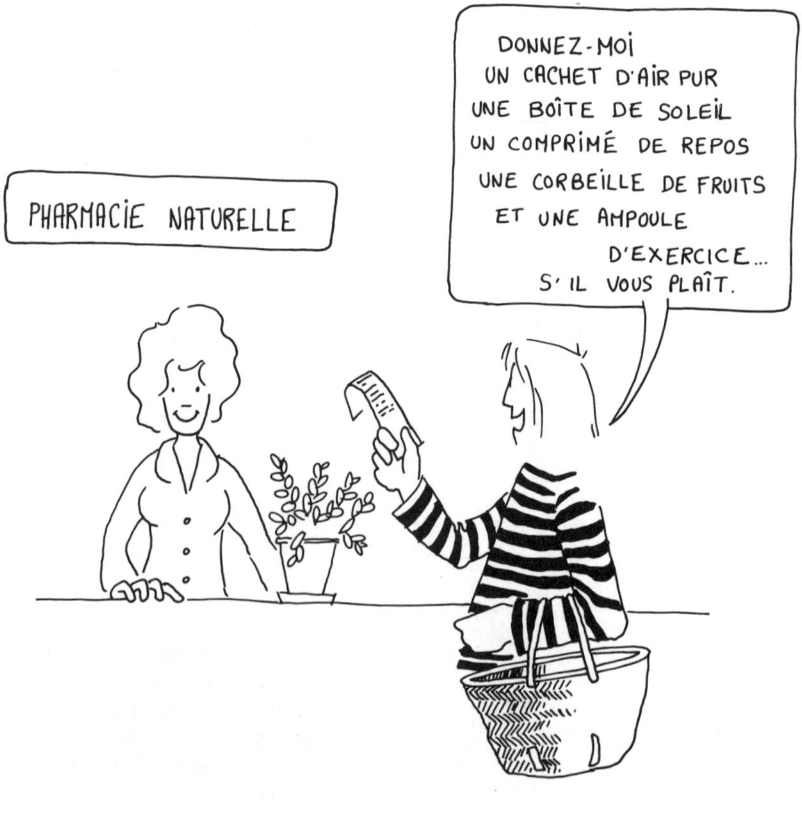

PHARMACIE NATURELLE
DONNEZ-MOI UN CACHET D'AIR PUR UNE BOÎTE DE SOLEIL UN COMPRIMÉ DE REPOS UNE CORBEILLE DE FRUITS ET UNE AMPOULE D'EXERCICE... S'IL VOUS PLAÎT.

Tout un arsenal antistress

Les prescriptions classiques de somnifères, d'antidépresseurs et de tranquillisants débouchent sur une impasse : avec le temps, on en devient esclave ; il faut alors augmenter les doses et d'autres troubles apparaissent. Vous l'avez compris et vous appliquez la prévention du stress qui s'attaque aux causes profondes de vos troubles. Tout va alors beaucoup mieux. Cependant, il arrive que, repris par le flot des événements, le stress refasse son apparition. Les méthodes naturelles d'Orient et d'Occident disposent alors d'un véritable arsenal antistress que nous allons passer en revue. Ces méthodes ont été classées en quatre chapitres correspondant aux quatre causes profondes du stress. Ainsi, en fonction de vos résultats au test du chapitre III, vous pourrez sélectionner les méthodes qui vous conviennent le mieux.

L'essentiel avant tout

« On ne doit pas passer le plus précieux de sa vie à méditer sur ses furoncles. »

André Citroën.

De nombreuses méthodes peuvent être utiles pour faire face au stress. Leur diversité reflète leurs limites. **Aucune ne remplacera une bonne hygiène de vie.** Certaines méthodes requièrent l'intervention d'un thérapeute ou d'un matériel spécialisé. Ce livre étant pratique et destiné aux non-spécialistes, nous ne nous étendrons pas sur ces pratiques. L'**acupuncture** et l'**homéopathie** conviennent surtout aux personnes anxieuses, tendues et agitées. L'**ostéopathie** donne de bons résultats sur certains troubles oculaires, maux de tête, séquelles d'accidents et problèmes mécaniques de blocage des tissus et articulations. Le **caisson d'isolation sensorielle** permet de faire le calme et de se retrouver seul face à soi-même, mais il faut alors meubler ce silence avec la joie intérieure pour en profiter pleinement.

Certaines personnes passent leur vie à courir de médecin en thérapeute et oublient l'essentiel : **la véritable guérison est intérieure.** Elle débouche toujours sur une réforme alimentaire et une réorientation spirituelle. Dans notre monde moderne, les autres chemins me paraissent mener à un cul-de-sac et au stress. L'alimentation vitalisante et la puissance de l'Amour peuvent faire des miracles là où les plus grands professeurs échouent. Les techniques variées qui vont suivre, qu'elles soient ancestrales ou contemporaines, sont donc à concevoir comme des coups de pouce pour vous aider à progresser sur le chemin de l'antistress.

CHAPITRE XI

Mangez votre stress

« C'est une route à élire dans un pays de toutes parts inconnu où chacun fait " sa " découverte. »
André Gide.

1. Le jeûne

« Le jeûne purifie le corps. »
Hippocrate.

La digestion des aliments représente un travail considérable pour l'organisme. La transformation des nutriments en substances utilisables par le métabolisme est une transformation chimique d'une extrême complexité, plus complexe encore que l'utilisation de ces substances pour produire de l'énergie.

Le système digestif a besoin de repos périodique. Le respect des rythmes biologiques comprend aussi le respect des rythmes alimentaires. L'homme est le seul animal qui emploie son intelligence à trop se nourrir. Les habitants des pays développés sont en état d'indigestion permanente ; chaque repas pousse le précédent.

Roy Walford, gérontologue américain, a longuement étudié les phénomènes de vieillissement, aussi bien sur des souris que sur ses patients et sur lui-même. Il confirme ce qu'Hippocrate enseignait déjà il y a plus de 2 000 ans : **le plus important facteur de vitalité et de longévité est de manger moins qu'on ne le pourrait.** Il conseille à tous de jeûner un jour complet par semaine et lui-même va jusqu'à ne rien manger du tout deux jours par semaine tout en continuant ses recherches avec ardeur malgré son âge avancé.

Les grands penseurs, sages, saints et prophètes tels que le Christ, Bouddha, Mahomet, Gandhi, Pascal, Hippocrate, Platon, Pythagore, saint François d'Assise, saint Augustin, saint Thomas d'Aquin, le curé d'Ars et les druides gaulois pratiquaient le jeûne et faisaient des miracles à leur manière. Ils avaient dépassé le stress. On peut se poser la question : était-ce leur très grande personnalité qui leur permettait de jeûner ou le jeûne qui a développé leurs potentialités ? Je penche en faveur de cette deuxième hypothèse. Aucun de ces hommes n'était, au départ, « supérieur » à vous. Seule la façon de conduire notre vie mène à des résultats divergents. Le jeûne est un outil de développement fabuleux.

Que se passe-t-il au cours d'un jeûne ? Le métabolisme n'ayant plus rien à digérer va entreprendre une grande opération de nettoyage des tissus. Le jeûne est un processus prévu par la nature et minutieusement organisé. Les toxines et les graisses en excès sont rassemblées et éliminées. Les artères sont ramonées. Le sang se purifie. Comme un grand nettoyage de printemps dans votre maison !

Le corps va brûler ses réserves en commençant par le superflu : les réserves de graisses. Il s'attaque ensuite à ses propres cellules (autolyse), en digérant d'abord les plus nocives (cellules malades, cellules cancéreuses...). Les cellules nobles et le système nerveux sont préservés jusqu'à un stade très poussé du jeûne. Il n'y a donc aucun danger à jeûner modérément et le jeûne est même un processus de nettoyage indispensable. De nombreux cancéreux, parfois même condamnés par la médecine, ont pu se libérer de leur maladie par le jeûne ou des régimes extrêmement frugaux. J'en connais personnellement plusieurs et il existe de nombreux témoignages dont certains avec dossier médical à l'appui.

Le travail de nettoyage se manifeste par une fatigue apparente due au fait que le parasympathique prend le pas sur le sympathique. Au cours d'un jeûne, il y a ralentissement du métabolisme, de la respiration, et passage plus facile du cerveau en rythme alpha, autant de facteurs de réparation du stress. Sauter un repas ou jeûner une journée remet bien les idées en place et dissout les tensions nerveuses. Il n'y a aucun danger pour un bien-portant à jeûner un jour par semaine. Au contraire, c'est très profitable !

Personnellement, je m'efforce de jeûner un jour par semaine et ne le regrette jamais ! Ces derniers mois, je me rendais tous les midi à la piscine pour nager un 1 000 mètres. J'ai été surpris de constater que c'est le vendredi, n'ayant rien mangé depuis la veille, que je nage le plus vite... Et avec le plus de plaisir ! A tel point qu'il m'arrive ce jour-là de continuer à nager 500 mètres de plus ! Ce phénomène étonnant peut s'expliquer par le fait que, une fois passées les détoxinations les plus fortes des premiers jeûnes (où l'on se sent effectivement faible et fatigué), l'absence d'aliments à digérer libère un surcroît d'énergie pour l'action.

Qui peut jeûner ? Tout le monde à l'exclusion des très jeunes enfants et de certains grands malades. Les hypoglycémiques ont du mal à jeûner et ne doivent pas le faire ; ce serait un gros stress physiologique. Dans tous ces cas on fera à la place du jeûne une cure de fruits (uniquement des fruits un jour par semaine). La règle d'or pour découvrir le jeûne est d'y aller progressivement : commencez par sauter un repas de temps à autre puis essayez une journée complète. Ne vous lancez pas directement dans des jeûnes plus longs. Les jeûnes de plusieurs jours et même de plusieurs semaines ont leur utilité, mais il faut avoir auparavant régénéré son corps par une alimentation vitalisante pendant plusieurs années.

Il importe de boire beaucoup d'eau lors d'un jeûne. Autant les 7 kg de graisse d'un adulte normal constituent une réserve d'énergie pour plus de 50 jours, autant on ne peut se passer de boire plus de quelques jours sans risquer la mort. Il faut boire au moins 2,5 l d'eau par jour au cours d'un jeûne. On choisira une eau peu minéralisée comme l'eau de Volvic, pour faciliter le drainage des toxines.

C'est lors des premières tentatives que la désintoxication est la plus violente ; c'est pourquoi il faut progresser doucement. Cela peut se manifester par des diarrhées, des éruptions de boutons, des odeurs corporelles étranges, des maux de tête provenant des substances toxiques remises en circulation ou simplement par de la fatigue. Ces symptômes de désintoxication prennent des formes multiples et risquent de vous décourager. Vous pouvez aussi n'en présenter aucun. Beaucoup de personnes se voyant fatiguées lorsqu'elles sautent un repas se disent : « *Le jeûne me fatigue, il vaut mieux ne pas jeûner.* » Au contraire, si le jeûne produit des réactions de désintoxication, c'est que vous en avez besoin ! Il convient alors d'avancer doucement par une multitude de jeûnes courts.

Après les premières désintoxications, on constate, au cours d'un jeûne, une plus grande vitalité les premiers jours, un raccourcissement du sommeil (quelques heures suffisent) et un ralentissement du rythme cardiaque (qui vient à point compenser les excès du stress). Le psychisme connaît aussi de profondes modifications. La lucidité est plus grande et le jeûne est une période propice à la réflexion, à la prise de décisions importantes et est aussi favorable à la prière et à la méditation. Toutes les religions conseillent le jeûne, non seulement pour la désintoxication du corps mais aussi pour des raisons spirituelles.

*

* *

Le jeûne est un formidable outil d'épanouissement en général et antistress pour ce qui nous concerne. Il procure de nombreux bienfaits aussi bien sur le plan physique que spirituel. Les précautions à prendre sont élémentaires et relèvent du bon sens : boire beaucoup d'eau, commencer par des jeûnes très courts d'une demi-journée, puis une journée, et ne pas s'engager dans des jeûnes longs sans une bonne préparation et un suivi médical (1).

---

1. Voir l'ouvrage d'Alain Saury : *Régénération par le jeûne* (Éditions Dangles).

2. Manger mieux et cures de crudités

« Tout ce qui est selon la nature est digne d'estime. »
Cicéron.

Les crudités contribuent à drainer les déchets alimentaires qui encombrent l'organisme. L'absence d'excitations par le café, le thé, la cigarette, le sucre et les aliments cuits met le système nerveux au repos. Une cure de cru un jour par semaine (par exemple : légumes crus à midi et fruits frais le soir) ou une semaine par an est aussi un facteur d'épuration sanguine et cellulaire, donc de rajeunissement et de bien-être.

Les aliments crus permettent à l'organisme de se désintoxiquer comme au cours d'un jeûne, mais en conservant un apport alimentaire.

Le crudivorisme est une méthode alimentaire qui propose de manger les aliments sous leur forme originelle (tels que nous pourrions les trouver dans la nature), sans transformation ni cuisson et en les choisissant en fonction de l'odeur et du goût (ce qui n'est fiable qu'avec les aliments « originels »). Cette méthode arrête le bombardement de molécules anormales provenant des transformations et de la cuisson des aliments, ce qui régénère le système immunitaire et soulage les émonctoires.

Le crudivorisme peut favoriser d'excellents résultats thérapeutiques sur un grand nombre de maladies. Le niveau de bien-être et de plaisir alimentaire obtenu dépasse celui des autres méthodes diététiques. Les obstacles au développement du crudivorisme sont d'ordre social (se singulariser dans un régime « extrême ») et psychologique (rompre avec nos manies gourmandes). Dans un premier temps, on pourra pratiquer une « cure de cru » (fruits, légumes, champignons, noix, poisson cru à la japonaise…) à l'occasion de chaque petit trouble de santé (grippe, crise de foie…) et même à titre préventif.

Le crudivorisme a été l'alimentation de nos ancêtres pendant des millions d'années. Serait-ce encore aujourd'hui une façon d'entretenir et de restaurer sa santé, de se rapprocher de la nature, et de retrouver un meilleur équilibre psychologique ? La question mérite d'être posée et ce mode d'alimentation d'être essayé. En effet n'oublions pas que notre cerveau, comme l'ensemble de l'organisme, fonctionne avec les aliments dont nous nous nourrissons.

3. Les tisanes

La phytothérapie (usage des plantes pour se guérir) peut se révéler un appoint utile dans la libération du stress. Attention cependant ! Si les plantes sont efficaces, c'est parce qu'elles agissent comme de véritables médicaments ; il convient donc de ne pas en abuser. Les tisanes sont tout de même de très loin préférables aux tranquillisants et aux somnifères. Il faut viser le retour à l'équilibre par la prévention du stress, les tisanes n'étant là que pour faciliter la transition.

Selon les cas, les plantes sont utilisées en **décoction** (laisser bouillir l'eau et la plante pendant plusieurs minutes), en **infusion** (porter l'eau à ébullition puis retirer du feu, mettre la plante, couvrir et laisser infuser) ou en **macération** (laisser tremper la plante dans l'eau froide pendant plusieurs heures). La façon la plus naturelle de consommer les plantes consiste à les mâcher telles quelles, quitte à recracher la pulpe des feuilles. On sucrera les tisanes avec du miel plutôt qu'avec du sucre (2).

Voici quelques remèdes à préparer soi-même à prendre de façon occasionnelle seulement :

Pour les insomnies et pour diminuer progressivement, en accord avec votre médecin, les doses de calmants et somnifères, prendre une heure ou deux avant de vous coucher une ou plusieurs de ces plantes :

---

2. Voir l'ouvrage de Marcel Bernadet : *Phyto-aromathérapie pratique* (Editions Dangles).

— Pomme : manger le fruit.
— Tilleul : feuilles ou fleurs en infusion.
— Aubépine : fleurs et fruits en infusion.
— Marjolaine : en infusion.
— Feuilles d'oranger : en décoction.
— Basilic : en infusion.
— Coquelicot : les fleurs en infusion.

Pour désintoxiquer l'organisme et soulager le foie :
— Fraise, ananas, citron, melon, groseille : manger les fruits.
— Navet, radis, radis noir, céleri : manger les racines.
— Thym : en infusion.
— Artichaut : à manger cru ou les feuilles en infusion.
— Pissenlit : racines et feuilles en infusion.
— Cerfeuil : en décoction.
— Chicorée : infusion des feuilles ou décoction des racines.

Contre la nervosité, états nerveux spasmodiques, palpitations d'origine nerveuse :
— Sauge : en infusion.
— Valériane : racines en macération.
— Oranger : fleurs ou feuilles en infusion.
— Marjolaine : en infusion.

Manque de vitalité :
— Citron et graines germées : cru ou en salade.
— Ail : à manger cru ou en assaisonnement.
— Camomille : en infusion.
— Anis vert : semences en infusion.
— Sauge : en infusion (contre-indiqué en cas d'allaitement).
— Romarin : en infusion.
— Verveine : en infusion.
— Thym : en infusion.

Douleurs nerveuses de l'estomac et ballonnements intestinaux :
— Fenouil : manger le légume cru.
— Basilic : en infusion (pour les spasmes nerveux de l'estomac).

— Coriandre : en infusion.
— Marjolaine : en infusion.
— Anis vert : semences en infusion.
— Angélique : en infusion.
— Cumin : semences en infusion (favorise la lactation et les règles).
— Valériane : racines en macération.

Contre l'angoisse :
— Tilleul : fleurs ou feuilles en infusion.
— Oranger : fleurs ou feuilles en infusion.
— Marjolaine : en infusion.
— Aubépine : fleurs et fruits en infusion.
— Basilic : en infusion.

Migraines d'origine nerveuse :
— Basilic : en infusion.
— Marjolaine : en infusion.
— Valériane : racines en macération.
— Oranger : fleurs ou feuilles en infusion.
— Verveine : en infusion.
— Camomille : en infusion.
— Lavande : fleurs en infusion.
— Tilleul : fleurs ou feuilles en infusion.
— Romarin : en infusion.

Contre la dépression et pour diminuer progressivement les antidépresseurs :
— Genêt à balais : fleurs en infusion.
— Sauge : en infusion (contre-indiqué en cas d'allaitement).
— Camomille : en infusion.
— Thym : en infusion.

Contre l'hypertension :
— Ail : à manger cru ou en assaisonnement.
— Aubépine : fleurs et fruits en infusion.
— Marjolaine : en infusion.

4. Vitamines et compléments alimentaires

Une alimentation riche en fruits, légumes et graines germées fournit toutes les vitamines et éléments minéraux dont vous pourriez avoir besoin. Il n'est pas nécessaire, sauf dans certains cas d'urgence, de prendre des cachets de vitamines artificielles, par exemple de vitamine C ; mangez plutôt des citrons, oranges, tomates, kiwis... et vos carences seront comblées (3). L'odeur agréable d'un aliment cru vous précisera quel est l'aliment dont vous avez besoin bien plus sûrement que ne le ferait une ordonnance médicale.

Pour ce qui est des compléments alimentaires censés combler d'éventuelles carences, le meilleur complément consiste à élargir votre plage alimentaire. Mangez des aliments dont vous n'avez pas l'habitude comme des fruits exotiques, du pollen, des graines germées ou de nouvelles espèces de poissons et de coquillages : cela vaut mieux que tous les compléments artificiels du monde (4).

Le pollen butiné par les abeilles est un antidépressif et un fortifiant particulièrement recommandé en période de faiblesse.

La casse est une légumineuse qui se présente sous forme de bâtons d'environ 50 cm de long dont on suce les rondelles. Elle favorise la détoxication en provoquant une chasse biliaire et souvent des diarrhées. Elle est particulièrement conseillée en cas de constipation et dans les premières semaines d'un régime cru, ou lors de l'arrêt du tabac pour se désintoxiquer le plus rapidement possible. Lorsqu'on en a besoin, la casse prend un goût délicieux de chocolat.

La caroube est aussi une légumineuse qui se mange séchée mais dont l'effet est inverse de celui de la casse : elle est plutôt astrin-

3. Voir l'ouvrage du docteur Claude Binet : *Vitamines et vitaminothérapie* (Éditions Dangles).
4. Voir l'ouvrage du docteur Yves J. Charles et de Jean-Luc Darrigol : *Guide pratique de diététique familial* (Éditions Dangles).

gente. Elle aussi prend un goût semblable au chocolat lorsqu'on en a besoin.

Le **magnésium,** sous forme de chlorure de magnésium, est utile en cas de spasme ou si vous êtes fatigué depuis longtemps. Le stress peut entraîner une carence en magnésium. Le magnésium donne des résultats spectaculaires chez certaines personnes. Il faut alors en prendre pendant plusieurs semaines. Attention cependant : le magnésium en excès risque d'aller encrasser les reins. Il ne faut pas en consommer toute sa vie !

5. Les oligo-éléments

L'usage des oligo-éléments à dose catalytique permet de relancer des mécanismes enzymatiques avec des doses infimes de certains corps chimiques. Ces substances jouent le rôle de catalyseur des réactions métaboliques (5). C'est leur présence qui compte et non le dosage (de l'ordre du milligramme). Il existe actuellement deux présentations : en ampoules et en aérosol. Voici les indications habituelles :

Cuivre-Or-Argent (asthénie) : état de fatigue chronique ou passagère, dépression, manque d'énergie. Sensation de vide psychique et dégoût de la vie.

Manganèse (hypersthénie) : allergies, arthrite, asthme allergique. Difficultés à se coucher le soir ou à se lever le matin. Caractère plutôt optimiste, fonceur et voyageur. Esprit plutôt synthétique. Se dépense au-delà de ses réserves.

Manganèse-Cuivre (hyposthénie) : se couche tôt le soir et se lève tôt le matin. Caractère calme et lent. Esprit plutôt analytique. Ne fait qu'une chose à la fois. Les maladies sont peu évolutives et souvent chroniques. On trouve dans cette diathèse toutes les infections respiratoires (rhino-pharyngite, bronchite...).

5. Voir l'ouvrage du docteur Claude Binet : *Oligo-éléments et oligothérapie* (Éditions Dangles).

Manganèse-Cobalt (dystonie neurovégétative) : cette diathèse est une aggravation des deux précédentes. Alternance de hauts et de bas (coups de pompe), en général à partir de la quarantaine. On trouve dans cette diathèse la plupart des maladies de dégénérescence se terminant par « ose » : arthrose, sclérose vasculaire... et les insomnies.

Tous ces oligo-éléments sont en vente libre sans ordonnance en pharmacie et dans les magasins de diététique. Même si leur consommation aux doses recommandées ne présente *a priori* pas de danger, il s'agit d'une intervention thérapeutique qui mérite d'être suivie par un médecin ou un thérapeute compétent.

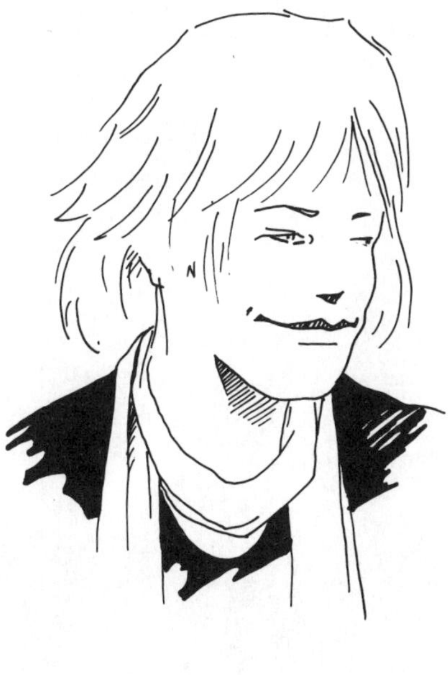

Un sourire est à la vie ce qu'une fleur est à la nature. Le sourire est un antistress puissant.

CHAPITRE XII

Méthodes de revitalisation

« Les meilleurs procédés de guérison et de rétablissement de la santé sont ceux qui agissent en sens contraire des causes de désordre, en les supprimant et en installant à leur place des règles de vie saine. »
Docteur Paul Carton.

1. Hydrothérapie et thalassothérapie

« La sagesse chemine et elle entend l'écho de son pas solitaire au bord des océans immenses. »
Sri Aurobindo.

L'eau est le support de la vie. Un homme de 70 kg contient 50 l d'eau répartis entre le sang, la lymphe et l'intérieur des cellules. L'eau, et plus particulièrement l'eau de mer, sont des thérapeutiques exceptionnelles et des moyens de revitalisation disponibles partout et quasiment gratuits.

L'hydrothérapie est très utile aussi pour se libérer du stress. Les cures thermales connaissent en ce sens un fort succès. La plupart des usages de l'eau peuvent être mis en œuvre chez vous, sans frais importants. Découvrez de nouveaux usages à votre baignoire !

Pour se détendre : un bain chaud de 20 mn le soir au retour du travail. En rajoutant dans la baignoire entre 500 g et 1 kg de sel marin gris non raffiné (disponible en magasin de diététique), vous reconstituez de l'eau de mer. Vous profitez ainsi de toutes les propriétés curatives des sels minéraux marins. Une véritable cure de thalassothérapie à domicile ! Cela est très intéressant dans le cas du stress et de la spasmophilie qui vont de pair avec des déséquilibres minéraux avec, en particulier, des déficits en calcium et magnésium. Ces ions migrent directement de l'eau du bain dans le corps à travers la peau. De plus, l'eau salée conduit l'électricité alors que l'eau douce est isolante. Cela permet de dissoudre rapidement les tensions nerveuses (accumulation de charges électrostatiques un peu partout dans le corps). Terminez votre bain de mer en baignoire par une rapide douche tiède ou froide pour rincer le sel et raffermir les muscles.

Pour se stimuler, se réveiller le matin : après quelques respirations profondes et un peu d'échauffement (gym, aérobic ou footing...), une douche froide (si possible) ou tiède vous stimulera pour la journée. L'eau froide provoque une forte contraction des vaisseaux sanguins périphériques qui agit comme une véritable gymnastique vasculaire.

Le contact de l'eau froide est d'autant plus facile à supporter que l'alimentation est proche de l'alimentation vitalisante. Pour s'y habituer progressivement, doucher d'abord les extrémités (pieds, mains, tête) puis, chaque jour, progressez vers le centre du corps.

Pour augmenter l'efficacité de l'hydrothérapie, on pourra utiliser de l'argile, des huiles essentielles ou des macérations de plantes soit dans l'eau du bain, soit en se badigeonnant le corps. Utilisez avec précaution les huiles essentielles qui sont des extraits hyperconcentrés d'essences de plantes. Leur usage n'est pas toujours inoffensif.

Les bains de boue sont conseillés pour les rhumatismes et le cerfeuil pour les troubles circulatoires. Le massage est un très bon complément de l'hydrothérapie. S'il est lent et doux il sera relaxant ; plus rapide il sera dynamisant. On trouve dans le commerce des pommes de douche spéciales, pour un prix modique, qui pulsent l'eau pour masser l'épiderme, l'idéal restant le massage en couple (1). Vous aviez dans votre salle de bains un véritable institut de cure thermale et vous ne le saviez pas !

D'une façon générale l'**eau chaude** stimule le système nerveux parasympathique et détend les muscles. On l'appliquera en cas de fatigue, de crispations, de crampes, le soir avant de se coucher et en cas de stress bien sûr ! La durée d'application de l'eau chaude est de 20 à 40 minutes, la température idéale est de 37°C. Cela repose le système nerveux par absence de stimulations thermiques (chaud ou froid). Dans un bain, il y a de plus absence de pesanteur (pas de stimulation des récepteurs nerveux sensibles à la pression) ; on reconstitue ainsi le milieu fœtal, ce qui sera encore plus efficace avec une lumière tamisée, un bain salé et une posture repliée. C'est le principe du caisson à isolation sensorielle qui vous plonge dans le noir total et le silence absolu (2).

Au contraire, l'**eau froide** stimule le système nerveux sympathique. On l'utilise donc pour se réveiller, se remettre en forme le matin ou après une sieste. La durée de l'application sera d'autant plus courte que l'eau est plus froide. Une ou deux minutes suffisent amplement.

*

* *

Le traitement quotidien idéal consiste en un bain de mer, une douche froide et un massage. Les frictions au gant de crin vont très bien avec la douche froide pour stimuler l'organisme et drainer les systèmes veineux et lymphatique. Si vous avez la chance d'habiter en bord de mer, profitez de toutes les occasions pour plonger dans l'Océan !

1. Voir l'ouvrage de Joël Savatofski : *Le massage douceur* (Éditions Dangles).
2. Voir l'ouvrage de Georges Faure : *Les Relaxations sensorielles* (Éditions Dangles ; épuisé).

2. Postures de yoga

« La porte du ciel est fermée pour celui qui vient seul. Sauve une âme et elle sauvera la tienne. »
Greenleef Whittier.

En Inde, le yoga représente à la fois une philosophie, une façon de vivre en harmonie avec soi-même et avec son environnement, une tradition et une médecine à part entière, l'ayur-véda. En Occident on réduit le yoga à une gymnastique quotidienne bienfaisante ou ridicule selon que l'on est pour ou contre. Disons, pour simplifier, que le yoga est une gymnastique physique et mentale comportant un certain nombre d'exercices tels que les postures, la respiration, la visualisation, la méditation... avec une vision harmonieuse de la vie.

Le yoga est parfaitement compatible avec toutes les religions et tous les sports du monde et va, lorsqu'il est bien pratiqué, dans le même sens : l'éclosion de votre santé et de vos possibilités latentes et leur utilisation afin de construire un monde plus beau (3).

J'ai moi-même pratiqué et enseigné le yoga et, en ce qui concerne le stress, j'ai sélectionné trois postures permettant une récupération rapide (outre la posture du mort pour la relaxation). La posture de l'**œuf** ressemble à la position de prière des musulmans. C'est un retour à la position fœtale, un repli sur soi le temps de reprendre des forces. Agenouillez-vous en boule en abaissant le front sur les genoux. Allongez vos bras sur le sol vers l'arrière et laissez tomber la tête en avant. Faites une dizaine de respirations lentes puis laissez-vous tomber mollement sur le côté avant de vous relever. On peut faire la posture de l'œuf par exemple le soir en rentrant chez soi.

La posture de la **chandelle** (ou poirier) permet de bien oxygéner le cerveau, facilite le retour veineux des jambes (prévention

3. Voir l'ouvrage de Thierry Loussouarn : *Initiation au yoga* (Éditions Dangles).

des varices) et constitue une sorte de gymnastique vasculaire. Les vaisseaux sanguins compensent automatiquement les modifications de la pression du sang résultant de cette orientation inhabituelle des forces de gravité. La tête en bas et les pieds en l'air n'est évidemment pas la position normale d'un être humain ! Une ou deux

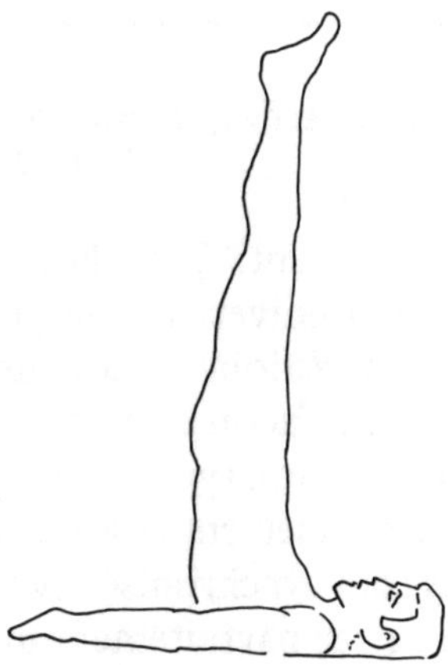

LA CHANDELLE.

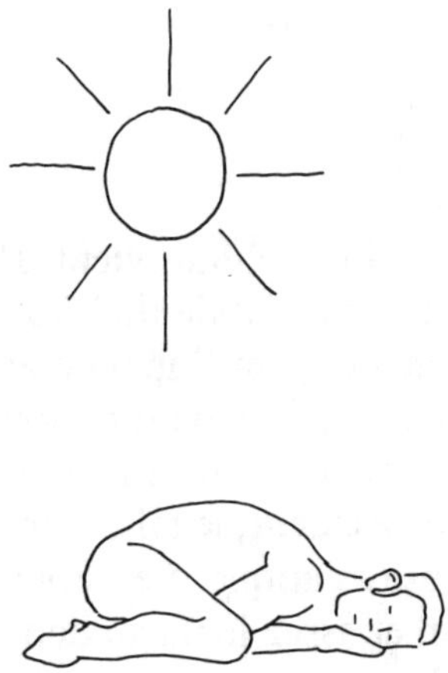

L'OEUF.

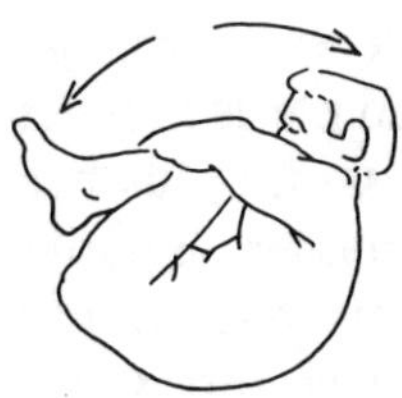

"LE ROCKING."

minutes par jour suffisent amplement. La chandelle et le poirier sont contre-indiqués en cas de faiblesse aux vertèbres cervicales.

Le **rocking** est une variante de l'œuf. Mettez-vous sur le dos et repliez les jambes sur la poitrine. Attrapez vos genoux avec vos bras, levez la tête, fermez les yeux, souriez et oscillez doucement d'avant en arrière puis de droite à gauche une dizaine de fois. Pour multiplier l'efficacité des postures (et de tout acte dans votre vie), associez-y des pensées positives et synchronisez tous les mouvements sur le flot de la respiration.

3. Mouvement, Tai chi chuan et danse

« *Danser est le fin mot de vivre.* »
Jean Dubuffet.

Le tai chi chuan vient d'Extrême-Orient. C'est la recherche de l'harmonie totale de l'homme et de l'univers par la grâce des mouvements ; on l'appelle aussi « gymnastique de longue vie ». Cet art du mouvement débouche sur une façon de vivre, de penser, de manger... qui s'insère dans une culture typiquement orientale. En Occident, le tai chi chuan est généralement enseigné comme une danse asiatique. Les mouvements sont synchronisés avec la respiration et assez lents au début pour rester parfaitement maîtrisables (4).

Comme le tai chi chuan, la danse (qu'elle soit classique ou moderne) permet de se libérer de tensions musculaires et émotionnelles. Moyen d'expression par le mouvement, elle est un art à part entière qui éloigne le stress. La plus belle danse qui soit est dans les gestes quotidiens : ramasser un papier, marcher dans la rue ou serrer la main d'un inconnu sont autant d'occasions de se réconcilier avec soi-même et avec les autres ou, au contraire, de s'enfoncer dans le stress.

C'est à la grâce de ses mouvements que l'on reconnaît le caractère stressé ou détendu d'un interlocuteur et son degré d'épanouissement intérieur.

---

4. Voir l'ouvrage de Jean-Claude Sapin : *L'Art du T'ai-chi chuan* (Éditions Dangles).

4. Massage et do-in

« L'amour ne demande jamais. L'amour donne toujours. »

Gandhi.

Le do-in est un massage chinois sur soi-même qui agit sur les points et méridiens d'acupuncture. Le contact physique par le toucher entre êtres humains est un facteur de bien-être et, en termes d'acupuncture, d'équilibre énergétique entre les différents méridiens (5). Aujourd'hui, chacun vit dans son coin. Il en résulte un stress relationnel, une carence de caresses.

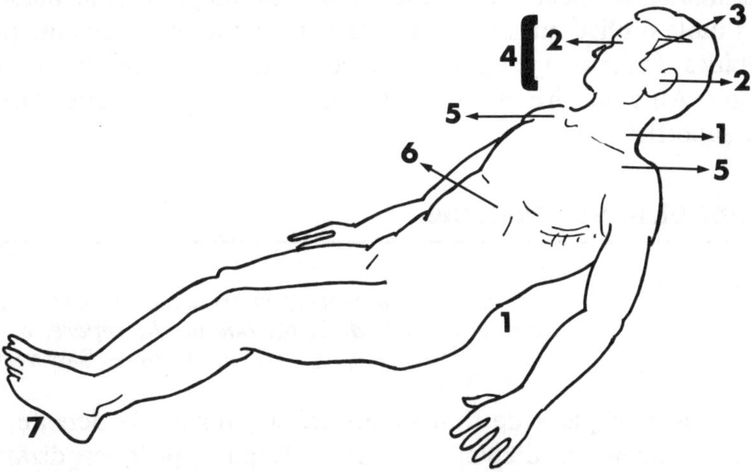

Les zones antistress à masser avec douceur sont :
1. La nuque et le bas du dos pour détendre le système nerveux sympathique.
2. Les yeux et les oreilles (mouvements légers d'harmonisation).
3. Les tempes (articulation temporo-mandibulaire).
4. Toute la tête.
5. Les épaules et le haut du dos.
6. Le plexus solaire en profondeur.
7. Les pieds.

5. Voir l'ouvrage de Gérard Edde : *Manuel pratique de digitopuncture* (Éditions Dangles).

Les techniques traditionnelles de massage telles que le massage ayur-védique, le shiatsu, le massage californien, le do-in ou (plus récent) le drainage lymphatique sont l'occasion d'échanges physiques non érotiques dont l'effet antistress est indéniable.

Les pieds et les oreilles sont en relation avec l'ensemble du corps. Le massage de ces zones apporte beaucoup de bien-être et a des répercussions positives sur tout le fonctionnement de l'organisme. Cela a d'ailleurs donné deux disciplines à part entière appelées podoréflexologie pour le pied (6) et auriculothérapie pour l'oreille.

La découverte du massage en famille est une expérience fabuleuse qui permet de mieux se comprendre et de renforcer les liens familiaux. On peut masser à sec, sans rien, ou préférer le massage à l'huile d'olive qui nourrit la peau et rend les mouvements plus fluides. Un massage antistress sera très doux, plutôt lent et profond. Au contraire un massage dynamisant sera saccadé, rapide et superficiel (7).

5. Chant et musicothérapie

« Il n'y a aucun remède contre la naissance et la mort sinon de profiter de la période qui les sépare. »
Georges Santayana.

La musique a de tout temps été un moyen de détente, de réjouissement et d'épanouissement. Depuis quelques dizaines d'années, devenant de plus en plus rapide et bruyante, la musique est entrée dans le cycle des excitants.

Différents sons produisent différents effets dans l'organisme. Toutes les musiques sont conçues pour induire des états psychiques particuliers. Le rythme, la tonalité, le volume sonore et les

6. Voir l'ouvrage de Jean-Pierre Krasensky : *Massage réflexe des pieds* (Éditions Dangles).

7. Voir l'ouvrage de Joël Savatofski : *Le Massage douceur* (Éditions Dangles).

paroles stimulent de façon sélective certaines zones du cerveau (8). Avec suffisamment de décibels et de répétitions, certains rythmes pendant un temps suffisant peuvent provoquer des hallucinations ou phénomènes mystiques (visions, dédoublements...). La pensée au sixième de seconde et les balancements ou rotations du corps sur le rythme de deux secondes ont des effets particuliers (9).

Tous les genres musicaux sont bons mais pas à n'importe quelle dose ni dans n'importe quelles circonstances.

Les musiques modernes du type hard-rock produisent des décharges répétées d'adrénaline. Ce genre de musique convient surtout aux individus paresseux et inactifs pour les secouer. L'usage doit en rester occasionnel et de courte durée (même principe que pour les médicaments à action violente). Le hard-rock et les musiques rapides sont à prohiber en cas de stress.

Au contraire, une musique douce éloigne les soucis et emplit l'esprit de calme et d'harmonie. La plus belle des musiques est, à mon sens, d'ouvrir grand ses oreilles dans la nature. Le chant des oiseaux, le ressac des vagues et le bruissement des feuilles des arbres recèlent une harmonie qui nous échappe habituellement.

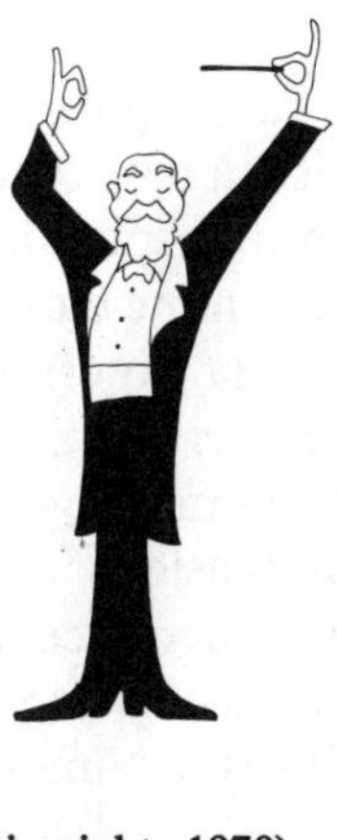

La musique est un antistress étonnant. Choisissez une musique douce et laissez-vous porter par la mélodie.

8. Emil Gutheil : *Music and your Emotions* (Liveright, 1970).

9. Voir les ouvrages du docteur Lefébure : *Le Yoga de deux secondes* et *Du moulin à prière à la machine à faire monter la kundalini.*

La musicothérapie est utilisée pour favoriser la guérison des maladies (10). Voici une façon efficace et agréable de procéder : choisissez un morceau de musique instrumentale avec lequel vous vous sentez en phase. Cela peut être de la musique classique, moderne (pas trop rapide) ou religieuse. Évitez les morceaux qui évoquent des souvenirs affectifs (la chanson avec laquelle vous avez dansé avec votre mari pour la première fois...) et évitez les musiques avec des paroles dont on a tendance à suivre le discours. Installez-vous confortablement assis ou allongé dans un divan ou sur un lit. Pendant une vingtaine de minutes écoutez ce morceau les yeux fermés et faites corps avec lui. Ralentissez vos pensées parasites et votre respiration et soyez tout ouvert à cette merveilleuse mélodie. Vous constaterez vous-même l'effet antistress.

Le professeur Alfred Tomatis a longuement étudié l'influence des sons et de la musique sur l'homme. Il est parvenu à la conclusion que certaines musiques rechargent l'être humain comme une dynamo. C'est le cas du chant grégorien. D'autres vident et brisent les structures psychiques et il cite alors certaines formes de rock.

*

* *

Une façon plus efficace encore de se revitaliser par la musique consiste à la produire soi-même. Le chant est un puissant antistress. On en dispose n'importe où, à voix basse ou à tue-tête, sous la douche comme dans la rue. Par le contrôle de la respiration qu'il engendre, par un effet de dérivation psychique et peut-être aussi par l'effet des vibrations de l'air et des cordes vocales (qui opèrent un mini-massage du corps entier), le chant éloigne les soucis, dissout les tensions nerveuses et décoince les blocages émotionnels. Voici une expérience qui m'est arrivée il y a environ un an et que j'ai eu l'occasion de vérifier plusieurs fois depuis : je me rendais seul de Paris à Nîmes en voiture, le week-end avait été fatigant

---

10. Steven Halpern : Guérit par les sons (Retz) et Léon Bence et Max Méreaux : *Guide pratique de musicothérapie* (Éditions Dangles).

et les cent premiers kilomètres furent pénibles lorsque me prit l'envie de prier en chantant. La fatigue s'est envolée en quelques minutes et j'ai terminé le voyage d'une seule traite dans un état d'euphorie, en chantant. Je suis arrivé en pleine forme !

Peu importe de chanter juste ou faux, l'essentiel est de chanter. Ce sont les vibrations sonores qui agissent en vous. Quand on prend l'habitude de chanter à plusieurs reprises dans la journée, on se sent tellement bien qu'on ne peut plus s'en passer !

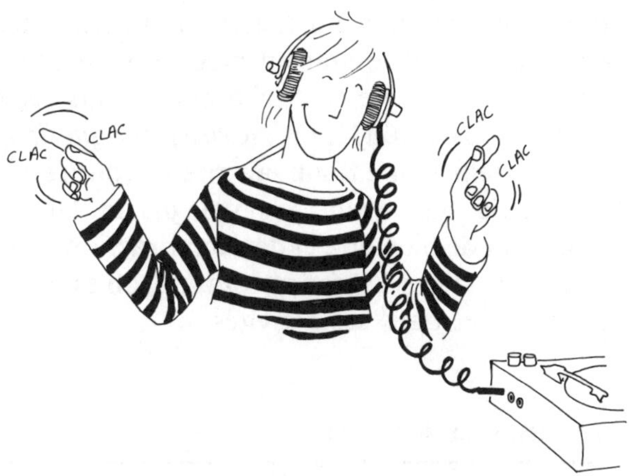

Une musique douce et réjouissante facilite l'installation de pensées positives.

6. Le rire

« Viens à la joie et chante, rejette ton habit austère et danse. »

Hafiz.

Vous vous fendez la pêche ? Vous vous éclatez la rate ? Vous riez comme une baleine ? Vous avez bien raison car le rire, c'est la santé. La Bible soulignait déjà que « *l'allégresse de l'homme prolonge ses jours* ».

La généralisation du stress s'est accompagnée d'une réduction de la durée du rire. En 1939, les Français riaient 19 minutes par jour ; en 1980, ils ne riaient plus que 6 minutes par jour (11) ! L'expression « *se dérider* » exprime en elle-même le pouvoir de décontraction du rire : les rides résultent de contractions de la peau sous l'effet de la tension nerveuse.

Le rire est un véritable antistress. Il provoque des séries de courtes expirations saccadées qui opèrent un véritable massage du plexus solaire. Le rire agit comme un super traitement d'acupuncture. Une seule minute de rire ou de chatouillements détend autant que 30 minutes de relaxation. Il faut « *rire pour guérir* » conseille le docteur Rubinstein. Un enfant sait rire et sourire dès les premiers mois de la vie, bien avant de savoir parler. Un simple sourire exprime un état de bien-être et de décontraction intérieure. Le rire, c'est l'envol du stress ! Quand on sourit, on est bien dans son corps, dans sa tête et dans ses activités.

7. Formes, couleurs et lumière

« *La vie que vous menez cache la lumière que vous êtes.* »

Sri Aurobindo.

Les couleurs influent sur le psychisme et même sur le fonctionnement des organes. On a constaté, dans les asiles psychiatriques, que les pensionnaires sont plus calmes lorsque tout est peint en vert ou bleu pastel. A l'inverse, le rouge est une couleur qui stimule les glandes surrénales ce qui produit une excitation. On

11. Docteur Henri Rubinstein : *La Psychosomatique du rire* (R. Laffont, 1986) et Georges Barbarin : *L'Optimisme créateur* (Éditions Dangles).

raconte même que le port de sous-vêtements rouges peut redonner à un impuissant sa vigueur sexuelle d'antan !

Il n'y a pas de « bonnes » et de « mauvaises » couleurs ; chacune a des caractéristiques qui lui sont propres. Il existe une infinité de teintes et on peut les utiliser de multiples manières (12). L'harmonie des formes et des couleurs, c'est le plaisir des yeux...

L'habillement, la décoration d'une maison, d'un jardin, le choix d'une voiture et la composition d'un plateau de fruits impliquent des choix lumineux ! On peut affiner la chose jusqu'à tenir compte de l'heure, de la saison, de l'état du sujet (le rouge a des effets différents le matin et le soir, sur une personne fatiguée ou en pleine forme...). On peut même associer aux couleurs un travail sur les sonorités (music-hall ?) et les positions corporelles (yoga,

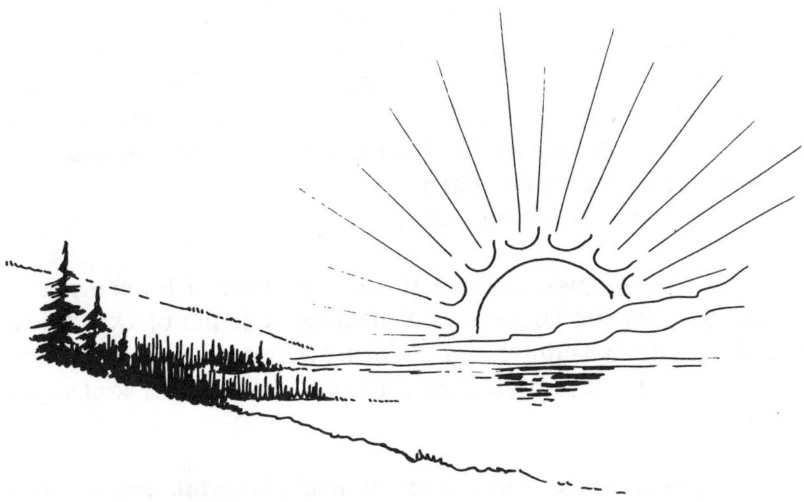

Les couleurs antistress :
— La couleur orange d'un lever de soleil est vitalisante.
— Le bleu du ciel est apaisant.

12. Voir l'ouvrage de Gérard Edde : *Les Couleurs pour votre santé* (Éditions Dangles).

danse...). On pourra aussi plus poétiquement laisser le champ libre à l'imagination et suivre son intuition. Voici les règles de base pour démarrer :

— Le **rouge** est excitant ; il peut stimuler ou inciter à la violence. C'est la couleur du sang et de la souffrance, mais aussi du sacrifice.

— L'**orange** est vitalisant. C'est une couleur qui réchauffe sans brûler, qui remplit d'énergie. C'est la couleur du lever et du coucher du soleil et de la robe de swamis (chefs spirituels hindous).

— Le **marron** est la couleur de la terre. C'est la couleur de la force tranquille, de la stabilité et de la simplicité. La robe des moines est marron.

— Le **bleu** est la couleur du ciel. C'est couleur de calme et de bien-être. Le bleu pastel est antistress.

— Le **vert** est la couleur des arbres. C'est une couleur plus vivante, plus aérienne que le marron. Le vert pastel est antistress.

— Le **blanc** est la couleur de la pureté, de l'harmonie, de la sincérité et de la paix. C'est la couleur d'une robe de mariage. Le blanc est la synthèse parfaite de toutes les couleurs, l'Amour qui englobe toutes les autres vertus.

— Le **noir** est absence de lumière.

Les formes aussi influent sur le psychisme et les comportements. Les formes anguleuses et hachées sont plutôt excitantes, elles créent des tensions et des déchirures. En revanche, les formes floues, rondes ou l'absence de formes (la nuit noire) sont reposantes.

En jouant sur les formes, les couleurs, les symboles, les mots et les rythmes musicaux, on arrive à jouer sur le psychisme d'un individu comme on joue sur les touches d'un piano.

Amusez-vous à décortiquer les formes, les symboles et les couleurs utilisées à des fins publicitaires. Vous découvrirez des choses étonnantes ; rien n'y est laissé au hasard. C'est une raison de plus pour regarder la télévision au compte-gouttes.

La lumière, et notamment celle du soleil, est une puissante force de revitalisation qui semble agir sur l'épiphyse. L'alternance sympathique/parasympathique, si importante dans le cas du stress, s'accompagne d'une alternance d'obscurité (la nuit et lors du repos les yeux fermés) et de lumière (le jour et lors de l'action les yeux ouverts).

En cas de stress, il faudra donc s'isoler dans l'obscurité ou simplement fermer les yeux le temps de récupérer. Ensuite, on pourra se revitaliser en plein soleil. La méditation face au soleil ou en fixant la flamme d'une bougie décuple la puissance de l'esprit (13).

---

13. Voir, à ce sujet, les ouvrages du docteur Francis Lefébure : *Le Mixage phosphénique en pédagogie* et *Phosphénisme et derviches tourneurs.*

CHAPITRE XIII

Détente et rythmes biologiques

« J'espère que nous parviendrons tous à atteindre, par les moyens que nous donne la nature, l'exaltation des sens et la jouissance physique et esthétique qui sont la récompense de notre courte participation au miracle de la vie. »

Lennart Nilsson.

1. Relaxation

« Le repos, trésor si précieux qu'on en faisait jadis le partage des dieux. »

La Fontaine.

Après l'effort vient le repos. Plus on est actif, plus il faut récupérer vite. Dans un monde en ébullition, savoir se relaxer profondément en quelques minutes devient une nécessité. La relaxation figure en tête des méthodes pour faire face au stress. A l'action et la dépense d'énergie sous le contrôle du système nerveux sympathique doit succéder une phase de repos et de récupération sous l'action du système nerveux parasympathique.

Un état de fatigue ou de stress est un signal d'alarme : l'organisme demande du repos. On distingue le repos du corps (immobilité et relâchement musculaire) et le repos de l'esprit (calme mental). Dans les pays développés, le surmenage est surtout nerveux. La relaxation permet de recharger le système nerveux comme on recharge la batterie d'une voiture. Le stress vide la batterie, la relaxation la remplit.

On peut dire que la relaxation est l'antistress de base. Elle éloigne le stress après son installation mais joue aussi un rôle préventif. Des tests de différentes méthodes de relaxation sur des infirmières de l'hôpital de Cincinnati aux États-Unis ont redonné à celles qui ont appris à se relaxer une vision plus positive de leur travail (1). **La relaxation rend optimiste !**

L'apprentissage de la relaxation peut se faire seul, selon la méthode ci-dessous, au moins une fois par jour, ou avec un professeur dans un cours de relaxation ou de yoga. Avec un peu d'habitude, on arrive à se détendre très profondément en quelques secondes, et on peut même se relaxer les yeux ouverts ! Pour débuter, il est préférable de fermer les yeux et de s'allonger. Voici une façon parmi d'autres de procéder :

— Installez-vous confortablement.

— Déversez (mentalement) tous vos soucis dans une rivière et voyez-les partir au loin avec les flots.

— Respirez lentement et profondément (trois fois).

— Portez votre attention sur le passage de l'air au fond de la gorge, en l'observant, sans chercher à modifier le souffle.

— Esquissez un sourire puis relâchez la bouche.

— Déridez (mentalement) le front.

— Relâchez les muscles qui entourent les yeux.

— Relâchez la nuque. La tête se fait plus lourde. Si vous êtes assis, debout ou en voiture, laissez tomber la tête en avant ou sur le côté.

— Sentez la pesanteur vous écraser au sol comme si vous y étiez vissé. D'abord les jambes, puis les hanches, l'abdomen, les bras, les épaules... Plus les muscles se détendent, plus la sensation de pesanteur est forte. Inversement, il suffit de penser qu'une partie du corps est très lourde pour que les muscles correspondants se relâchent.

1. Lawrence R. Murphy : *A Comparison of Relaxation methods for reducing stress in nursing personnel* (Human Factors, n° 25, 1983).

— Passez en revue chaque cellule de l'organisme pour y insuffler la vie. L'alchimie suprême consiste à transformer la matière en une pure vibration de vie, comme ce fut le cas pour le Christ lors de sa résurrection. Sentez comme une très grande vitalité en chaque point, une lumière, une douce chaleur qui diffuse. La sensation de chaleur est due à la vasodilatation des vaisseaux sanguins périphériques sous l'effet du système nerveux parasympathique.

— Pendant toute la relaxation le corps reste totalement immobile. Les seuls mouvements sont la respiration et la circulation du sang que l'on peut observer, mais sans intervenir.

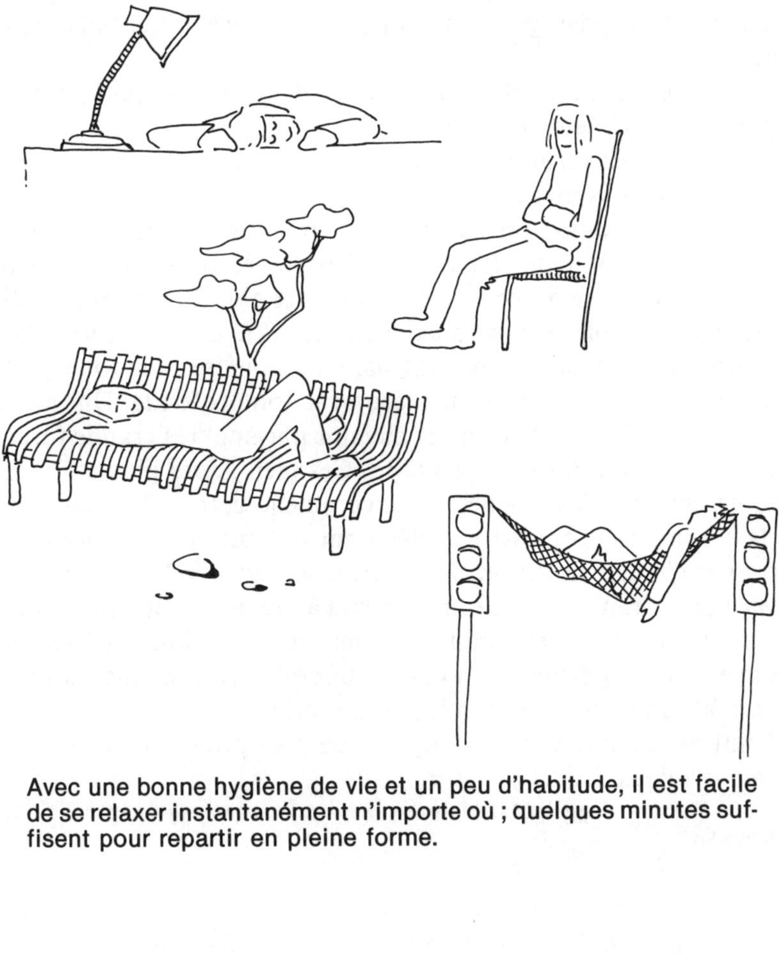

Avec une bonne hygiène de vie et un peu d'habitude, il est facile de se relaxer instantanément n'importe où ; quelques minutes suffisent pour repartir en pleine forme.

— Imaginez ensuite qu'un expert en relaxation vient imperceptiblement soulever et étirer la jambe gauche, puis la jambe droite, le bras gauche, le bras droit et la tête. Cela accroît encore la sensation de décontraction et de bien-être.

— Voyez toutes vos tensions se dissoudre, en particulier dans la tête, puis dans le plexus solaire, comme si on vous rinçait agréablement avec un jet d'eau tiède à l'intérieur du corps.

— Vous êtes alors dans un état idéal de repos et d'harmonie mentale.

— Vous pouvez en profiter pour augmenter l'intensité de cette lumière qui est en vous, pour pratiquer la visualisation, imaginer un merveilleux paysage, prier... ou revenir à un état normal d'activité.

— Revenez à un état normal d'éveil en commençant par respirer profondément trois fois.

— Bougez ensuite les doigts des mains et les doigts de pied.

— Étirez-vous puis ouvrez les yeux.

Cette relaxation dure environ 15 minutes. Les batteries sont alors rechargées pour plusieurs heures en pleine forme. Il existe d'autres façons de procéder plus simples et plus rapides mais qu'il n'est pas possible de pratiquer d'emblée (2). L'une d'entre elles consiste à se visualiser tombant dans un gouffre sans fond pour accéder très rapidement à une décontraction profonde. Une autre consiste simplement à se laisser envahir par une très grande force, une lumière qui purge et recharge. Ces techniques plus efficaces requièrent plus d'expérience. Pour commencer, travaillez donc une relaxation plus progressive en décomposant bien chaque partie du corps et chaque sensation. La relaxation s'apprend et se travaille avec persévérance, comme on apprend à lire ou à jouer du violon.

Une bonne durée serait de 30 mn de relaxation par jour qui peuvent être réparties selon vos commodités pour couper la journée : 30 mn en une fois à midi ou au retour du travail, deux fois 15 mn ou six fois 5 mn... Laquelle de ces options vous conviendrait le mieux ?

2. Voir l'ouvrage de Marcel Rouet : *Relaxation psychosomatique* (Éditions Dangles).

On constate que la relaxation et la visualisation se pratiquent plus aisément au cours d'un jeûne. Le sucre, l'alcool, le tabac, le café et, dans une moindre mesure, tous les aliments cuits, contrarient la relaxation par excitation du système nerveux. Les gros fumeurs, les alcooliques et les gros buveurs de café ont un mal fou à se détendre alors que ce sont eux qui en ont le plus besoin.

La **sophrologie** est un travail sur les différents niveaux de conscience très proche de la relaxation (3).

Le **training autogène de Schultz** propose un apprentissage de la relaxation par étapes. Pendant plusieurs semaines on travaille la sensation de lourdeur qui produit le relâchement musculaire puis, pendant plusieurs semaines, la sensation de chaleur qui produit la vasodilatation périphérique et ainsi de suite. Il y a six étapes en tout (4).

La **méthode Silva** est une autre forme de relaxation et d'épanouissement psychique. Elle repose sur la production consciente

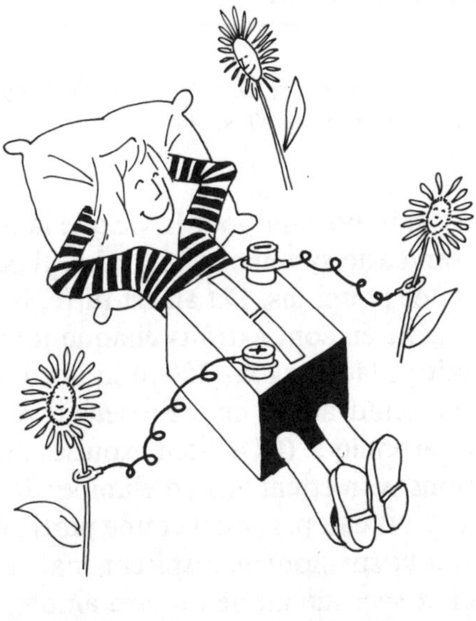

3. Voir l'ouvrage de Thierry Loussouarn : *Transformez votre vie par la sophrologie* (Éditions Dangles).

4. J.-H. Schultz : *Le Training autogène* (P.U.F., 1958) et docteur Eberlein : *Guide pratique du training autogène* (Retz, 1980).

d'ondes alpha et thêta visant à activer les facultés mentales propres à l'hémisphère droit du cerveau. On peut ainsi acquérir une pensée plus positive, accroître son intuition, apprendre à se relaxer en quelques secondes, développer sa mémoire, sa concentration et sa vitalité (5).

Il existe de nombreuses autres variantes de la relaxation. L'important n'est pas la méthode mais le résultat. Dans un monde où l'on bouge beaucoup, où l'on est sans cesse sous pression, nous devons apprendre à récupérer mieux et plus vite. L'apprentissage demande un certain investissement en temps et en efforts, mais cet investissement s'avère tout à fait rentable, si ce n'est indispensable. On y gagne en temps (une demi-heure de relaxation économise une tranche de deux heures de sommeil nocturne) et surtout en qualité de la vie !

2. Les respirations profondes

« Le sage recherche avec beaucoup d'avidité les richesses naturelles. »

Sénèque.

L'oxygène est si important pour la vie que la moitié de la cage thoracique est réservée au système respiratoire. Il passe 15 m^3 d'air chaque jour dans nos poumons. Cet air est filtré, humidifié et environ 1 000 l d'oxygène en sont extraits chaque jour au niveau des alvéoles pulmonaires. Nous avons 300 millions d'alvéoles dont la surface déployée atteindrait 80 m^2 ! En sens inverse, 1 000 l par jour d'anhydride carbonique (CO_2) sont expulsés du sang dans l'air expiré. Les poumons permettent aussi d'éliminer de la vapeur d'eau (l'équivalent de 0,5 l d'eau par jour) et une partie du cholestérol.

Les Occidentaux sur-nourris respirent mal. Leur souffle est court, superficiel et saccadé au lieu d'être ample, lent, profond, régulier et abdominal. Les respirations profondes sont très sim-

5. José Silva : *La Méthode Silva* (Retz).

ples et peuvent se pratiquer n'importe où. Il s'agit à la fois d'une rééducation respiratoire et d'un antistress efficace.

Pour agir sur le stress il faut mettre l'accent sur le système nerveux parasympathique. Comment ? Comme nous l'avons déjà vu, en respirant très lentement (hypoventilation) et en ralentissant surtout l'expiration (prédominance du parasympathique). De plus, ces respirations seront amples et profondes (renforcement du diaphragme et massage du plexus solaire). Voici comment pratiquer les respirations profondes :

— S'installer confortablement, assis ou couché.
— Sourire.
— Respirer par le nez.
— Redresser la tête et le dos.
— Inspirer bien à fond (5 secondes).
— Retenir poumons pleins (20 secondes).
— Expirer très lentement (15 secondes).
— Retenir poumons vides (10 secondes).
— Inspirer bien à fond (5 secondes).
— Retenir...
— Continuer au moins trois cycles complets.

Cette respiration peut être poursuivie jusqu'à 1 heure par jour (maximum 15 mn au début). Elle peut s'intégrer à vos activités habituelles : en attendant le bus, pendant une conférence, en marchant ou en faisant la cuisine par exemple. Les temps en secondes sont donnés à titre indicatif entre parenthèses. L'essentiel est que la respiration soit un peu plus lente qu'on ne le souhaiterait sans pour autant suffoquer. La durée de l'expiration doit être plus du double de l'inspiration et on marque un temps d'arrêt à vide comme à plein. Ces respirations produisent les effets suivants :

— Ralentissement du métabolisme (hypoventilation).

— Ralentissement des rythmes cérébraux (passage en rythme alpha).

— Stimulation du parasympathique (expiration longue).

— Hypoexcitation du système nerveux (mise au repos du cerveau).

A l'*inspiration* le diaphragme descend et le ventre se gonfle. A l'*expiration* le diaphragme remonte et le ventre se creuse. Où que l'on soit la respiration lente et profonde permet de retrouver un très grand calme.

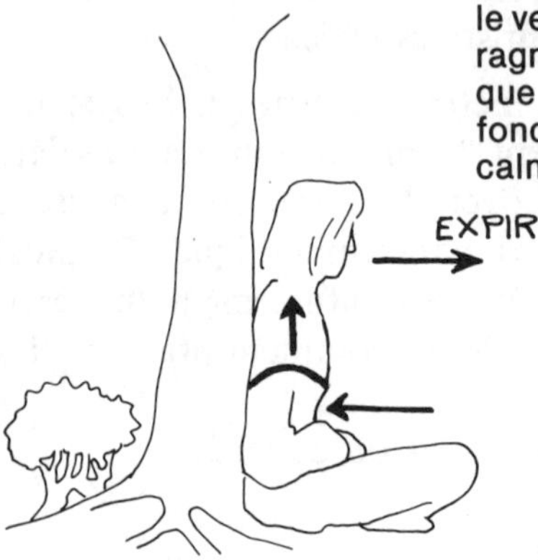

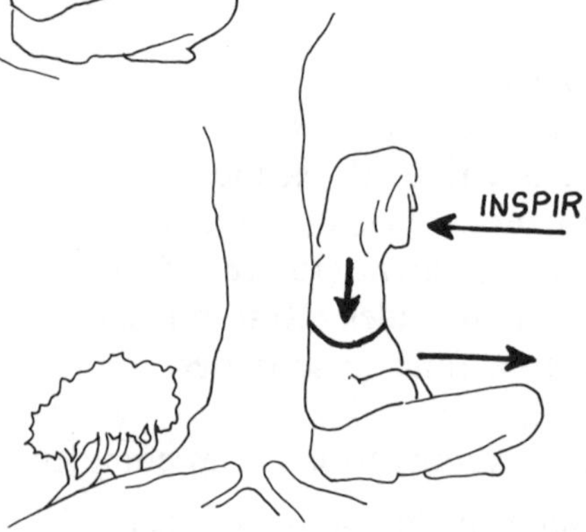

En pratique, les respirations profondes permettent de :

— Récupérer en cas de fatigue.

— Dissoudre les tensions et le stress.

— Vaincre le trac et la timidité (utilisé par les acteurs au théâtre).

— Se réchauffer lorsqu'on a froid.

— Mieux supporter la douleur.

— Se remettre les idées en place (dans une réunion...).

— Réussir ses examens (à faire dans le quart d'heure qui précède).

— Se réveiller (en conduisant et le matin).

— Se calmer (en cas de colère).

— S'endormir le soir (pour faire le calme en soi).

Différentes expériences personnelles ainsi que des lectures et rencontres m'ont amené à découvrir que les exercices respiratoires sont une « clé » qui permet aux yogis d'atteindre des états de conscience particuliers. Il y a une façon de respirer lentement avec une légère hypo-oxygénation qui ouvre les portes de l'au-delà et provoque des phénomènes dits « paranormaux » tels que des visions. En réalité, ces phénomènes sont scientifiques, accessibles à tous et régis par des lois, mais que nous connaissons mal. Il nous reste beaucoup à apprendre et à découvrir ! Il n'est pas nécessaire de chercher à provoquer ces phénomènes si on n'a pas par ailleurs un degré d'équilibre suffisant au niveau de la vie intérieure et de l'alimentation.

L'orifice normal de la respiration est le nez. L'air est filtré, humidifié, contrôlé et réchauffé dans le nez avant de descendre dans les poumons. Le nez encombré oblige parfois à respirer par la bouche. Si cela dure, il faut y remédier par une modification alimentaire excluant le sucre, les laitages et les céréales cuites. En quelques jours la muqueuse du nez doit désenfler, permettant à nouveau le passage de l'air par le nez.

Observez un bébé ou un adulte endormi : le ventre sort en inspirant et rentre en expirant ; c'est la respiration abdominale. Le va-et-vient de l'abdomen opère un massage du plexus solaire (qui dissout les tensions nerveuses) et des organes digestifs (ce qui facilite la digestion). On respire ainsi par le ventre quand on est bien détendu ou quand on veut se détendre.

Dans la tradition hindoue, l'air contient le « prâna » qui est l'énergie, la force vitale. Il est encore plus important de bien respirer que de bien manger. Heureusement, il y a moins d'erreurs possibles car nous ne choisissons pas le carburant ! La seule erreur volontaire, et elle est de taille, consiste à fumer. La fumée de cigarettes contient 3 000 fois plus d'oxyde de carbone (CO) que l'atmosphère polluée de la région parisienne.

La première précaution pour bien respirer est de ne pas fumer ; la deuxième est d'aérer suffisamment sa chambre à coucher la nuit.

CHAPITRE XIV

Méthodes d'épanouissement psychique et spirituel

« Si vous savez rencontrer le point par où il faut regarder les choses, toutes les inégalités se rectifieront et vous ne verrez que sagesse là où vous n'imaginez que désordre. »

Jacques Bossuet.

1. Méditation

« Être ce que nous sommes et devenir ce que nous sommes capables de devenir, tel est le but de la vie. »

Robert Stevenson.

La méditation est une technique d'origine orientale. Il ne s'agit pas d'un rite religieux propre à l'hindouisme mais simplement d'un exercice, d'une technique d'approfondissement de nos capacités psychiques. L'intérêt universel de cette technique fait qu'elle a été utilisée sous diverses formes (adoration, recueillement...) par toutes les religions.

Comme pour la relaxation, il existe de multiples façons de procéder vu de l'extérieur, l'important étant dans votre cœur. En voici une :

S'asseoir la colonne vertébrale bien droite pour laisser circuler librement les influx nerveux dans la moelle épinière. La position des jambes et des bras importe peu. Ralentir progressivement le rythme cérébral, soit en cherchant à faire le vide mentalement, soit en se concentrant sur un point ou une idée précise, un point du corps tel que le milieu du front ou la région du cœur, ou sur la respiration uniquement, ou sur un *mantra* (note musicale ou courte phrase chantée qu'on répète indéfiniment comme un leitmotiv), soit en visualisant une idée bien précise : une relique, un être cher, le saint sacrement...

La focalisation de la pensée évite toute distraction. Pour cela il faut choisir l'un des procédés ci-dessus et s'y tenir. Au cours d'une méditation, la respiration ralentit sans même qu'on y prête attention. Le docteur Wallace aux États-Unis a mesuré un ralentissement du métabolisme de 16 % en quelques minutes au cours de séances de méditation transcendantale. Cela est surprenant car le métabolisme ne diminue que de 12 % au cours du sommeil ordinaire (1). La méditation permettrait une récupération plus rapide que le sommeil. On peut d'ailleurs méditer en dormant, ce qui réduit la durée du sommeil.

La méditation développe énormément la capacité de concentration. La focalisation totale de la pensée sur un point ou une idée déconnecte le cerveau de tous les autres influx (auditifs, visuels, tactiles...). Ainsi, par cette simple focalisation, la plupart des zones du cerveau se mettent au repos. Il est d'ailleurs bien connu que celui qui s'investit totalement dans son travail ne « *voit pas le temps passer* » et ne se fatigue pas. La focalisation est utilisée aux U.S.A. dans des ateliers de « stress management » destinés aux étudiants.

Il existe de multiples variantes de la méditation mais le but est toujours le même : ralentir l'activité cérébrale et le métabolisme en focalisant la pensée. La méditation libère rapidement du stress et des tensions nerveuses. Cependant, plus on est stressé plus la

---

1. Wallace, Benson et Wilson : *A Wakeful Hypometabolic Physiologic state* (*American Journal of Physiology,* n° 3, 1971).

méditation sera difficile d'accès. Il est illusoire de souhaiter méditer sans une hygiène alimentaire correcte et sans une optique spirituelle. Dans le premier cas les molécules excitantes d'origine alimentaire viennent sans cesse irriter les centres nerveux, empêchant la focalisation ; dans le deuxième, la méditation est sans intérêt car il manque un but final.

Le rythme cérébral de la méditation est le rythme alpha qui est un rythme de récupération nerveuse accélérée, d'épanouissement intérieur et de grande créativité. C'est un état d'une richesse exceptionnelle ainsi que le montrent les recherches récentes en neurophysiologie (2).

*

* *

Certains profitent de l'état de méditation pour approfondir encore cet état de conscience grâce à certaines sonorités telles que le « *aum* » du yoga. Testez différentes sonorités en ouvrant et fermant plus ou moins la bouche et en y mettant toute votre âme. Cherchez à allonger la durée de ces sons, puis à les moduler. Vous découvrirez alors peut-être la portée de musiques telles que le chant grégorien ou le simple « amen » chanté. Des fréquences sonores bien choisies activent la croissance des plantes (3). De la même façon certaines fréquences sonores et certaines harmoniques activent préférentiellement certains organes ou centres nerveux.

Dans l'Himalaya, les moines tibétains pratiquent une forme de méditation particulièrement puissante et efficace, mais trop difficile pour un Occidental stressé. Ils associent la visualisation, la prière, le chant et la méditation.

Pour débuter, contentez-vous de fermer les yeux et de ressentir un très grand calme en vous en ralentissant la respiration. Quelques minutes le matin mettent les idées en place pour la journée.

---

2. Banquet et Sailhan : *Analyse E.E.G. d'états de conscience induits et spontanés* (*Revue de l'électroencéphalographie et neurophysiologie,* n° 4, 1974).
3. E. Swedlow : *Grow your Plants to Music* (*Science digest,* mars 1961).

2. Visualisation

« Pour voler à la vitesse de la pensée vers tout lieu existant, il faut commencer par être convaincu que tu es déjà arrivé à destination. »

Richard Bach.

La visualisation consiste à construire mentalement l'image d'un événement que l'on désire favoriser. Vous voulez un monde meilleur où tout serait beau et tout le monde gentil ? Alors commencez par visualiser cet environnement de rêve. C'est le premier pas vers sa concrétisation. Projetez les images avec force comme sur un écran devant vos yeux. Tournez un film dont vous êtes le héros et regardez les séquences sous tous les angles. N'y mettez aucune espèce d'amour-propre, de fierté et d'émotion. Soyez simplement un spectateur attentif.

Le principe de base de l'autosuggestion (avec des mots) et de la visualisation (avec des images) est que toute pensée tend à se réaliser. Il s'agit d'une forme moderne et optimisée de la méthode de Coué pour qui *« l'homme est ce qu'il pense »*.

En termes psychologiques on distingue dans le psychisme une partie consciente et une partie inconsciente. Les pensées conscientes tendent à pénétrer dans l'inconscient. Plus une pensée est intense, plus elle imprègne l'inconscient. Certains événements ponctuels, mais vécus avec intensité (tels que le mariage ou un accident), peuvent changer le cours de notre vie, car ils s'ancrent fortement dans l'inconscient. Une fois que l'inconscient est persuadé d'une chose, nous agissons inconsciemment de façon à la produire ; la chose désirée se réalise alors comme par enchantement. Il n'y a là aucune magie, mais l'application de lois dont peu d'Occidentaux connaissent l'existence.

Comment faire pour imprégner son inconscient ? Il faut émettre des pensées fortes et répétées. On peut imaginer le bruit, l'odeur, les paroles, l'ambiance ou simplement la vision d'une scène donnée. On peut décupler l'efficacité des visualisations en effectuant un « mixage » de la scène, l'objet ou la personne visualisé dans la lumière du soleil, dans la flamme d'une bougie ou en fixant une source lumineuse. Ce mélange de la pensée dans une lumière intense donne, sans qu'on puisse scientifiquement l'expliquer pour l'instant, une intensité particulière à ces pensées. Si on ne dispose ni du soleil ni d'une flamme, il faudra visualiser beaucoup de lumière et une très grande clarté mentale. On dit bien d'une idée qu'elle est « lumineuse »... Il faut prendre garde de ne pas regarder le soleil en face trop longtemps (s'arrêter dès les premiers signes de fatigue) et ne jamais fixer le regard dans la direction du soleil avec des lunettes ou des lentilles de contact car cela pourrait brûler la rétine par un effet de loupe.

Plus de la moitié des influx sensoriels parvenant au cerveau sont de nature visuelle. La voie d'accès royale pour l'amélioration des facultés psychiques est donc la production d'**images mentales**. Les moines tibétains l'ont compris depuis longtemps puisqu'ils associent la visualisation à la méditation.

Les techniques de visualisation sont extrêmement puissantes. Il importe de ne les utiliser que dans un but constructif, chacun recueillant tôt ou tard la moisson de ses actes. Habituez-vous à envoyer des pensées de paix et de calme à toute personne agressive et des pensées de guérison à toute personne malade. Si d'aventure vous rencontrez une personne particulièrement heureuse, calme ou épanouie, alors faites l'inverse : observez-la, admirez-la, puis visualisez-vous rayonnant de la même harmonie. Elle vous communique ainsi une partie de son bien-être.

La vie est une série d'échanges à tous les niveaux : affectif, matériel, spirituel... Habituez-vous à donner et vous recevrez en retour. La visualisation est utile dans toutes sortes de circonstances pour aider les autres ou s'aider soi-même. La visualisation doit être pratiquée en rythme alpha, donc les yeux fermés et de préférence en état de prière ou de méditation. Les excitants et un régime artificiel trop riche ou constitué d'aliments artificiels ou cuits paralysent nos facultés les plus nobles et en particulier tout ce qui concerne les visions et la visualisation.

3. L'art

> *« C'est dans l'Art que l'homme se dépasse définitivement lui-même. »*
>
> Simone de Beauvoir.

En jouant sur différentes cordes, les couleurs, les formes, les sons... l'art fait passer un message directement dans l'inconscient sous une forme symbolique. L'art est un moyen subtil d'exprimer le côté sacré des choses, inexprimable avec le langage ordinaire. La musique, la peinture, la sculpture, le théâtre, le cinéma, la danse, l'art religieux, les arts martiaux et les arts divinatoires (malheureusement bien mal utilisés de nos jours) sont autant de moyens de renouer avec la partie la plus profonde et la plus noble de notre être.

Le stress est l'état d'un homme morcelé, coupé de ses racines, qui ne sait plus où il en est. Une recherche artistique sincère recolle les morceaux. Le monde hyperintellectualisé d'aujourd'hui laisse un grand besoin de symboles et d'images. Peindre, écrire des poèmes, danser, jouer du piano... participent à vous libérer du stress. Les voies sont multiples, mais il y a convergence dans la finalité.

4. La prière : l'antistress absolu ?

> *« Si quelqu'un dit à cette montagne : " Soulève-toi et jette-toi dans la mer " et s'il n'hésite pas dans son cœur, mais croit que ce qu'il dit va arriver, cela lui sera accordé. C'est pourquoi je vous le dis : tout ce que vous demandez en priant, croyez que vous l'avez déjà reçu et cela vous sera accordé. »*
>
> Jésus-Christ (Marc, 11-23).

Aujourd'hui, la prière est rejetée, bafouée, méprisée. On en a fait l'apanage de vieux bigots aigris. Elle est considérée comme vieillotte, inutile ou réservée à de très grands saints. Quel dommage ! La prière est un acte tout à fait naturel et spontané. « *Aimer, prier, chanter, voilà toute ma vie* » disait Lamartine.

Là encore ce sont les conditions de la vie moderne, et notamment l'alimentation défectueuse, qui parasitent le cerveau et nous éloignent de ce qui nous est nécessaire. La prière est beaucoup plus efficace qu'on ne l'imagine habituellement. Si la prière ne « marche » plus, c'est parce que les gens ne savent plus prier.

La prière peut guérir ou provoquer des événements importants (rencontres, changements professionnels ou politiques...). Il existe de multiples façons de prier, autant que d'individus. Certaines prières ont des mots précis et peuvent être répétitives telles que le *Notre Père* ou le chapelet. Ma préférence va vers une forme d'expres-

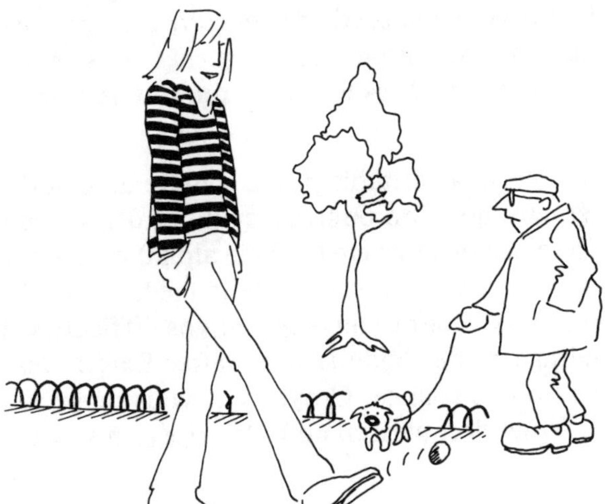

« Seigneur voilà ce qui se passe.
Je fais tout mon possible et ne vois pas d'issue.
Donne-moi la solution. Je sais que tu peux le faire. »

La prière est beaucoup plus efficace qu'on ne le pense habituellement. Pour un croyant la meilleure façon de se décharger d'un problème est de le remettre entre les mains de Dieu.

sion plus libre et spontanée : dire et demander ce que l'on a sur le cœur. Il n'y a pas de honte à prier tout haut quand on est seul ou avec de très bons amis. De toute façon, l'important ne réside pas dans les mots mais dans le mouvement de l'esprit. Prier c'est demander de tout son être, de façon vibrante. La prière peut se faire intérieurement mais il est préférable de l'exprimer à voix haute ou même chantée. On peut prier seul mais l'intensité en sera multipliée au sein d'un groupe. Nos prières et nos états d'âme profitent à notre entourage (proches dans l'espace ou proches affectivement).

Prier c'est reconnaître ses limites et demander à Dieu de n'être qu'un petit instrument œuvrant pour le bien et la paix. Une fois dans cet état d'humilité, toutes les demandes que vous pourrez formuler seront immédiatement exaucées. Toute pensée égoïste ou intellectuelle provoque la sortie de cet état, c'est pourquoi on ne peut prier que pour des choses dans lesquelles nous ne sommes pas égoïstement impliqué. **Dans la prière, on n'exige rien, on espère tout.**

Face au stress, la véritable prière confère un état de calme et de paix intérieure que l'on pourrait qualifier d'antistress absolu. Le rythme cérébral de la prière (rythme alpha) est aussi le rythme du repos nerveux, de la relaxation, de la méditation, de l'extase, et... de l'antistress. Confiez au Seigneur vos difficultés et demandez un éclairage et de l'aide si nécessaire. Exigez des résultats concrets et faites confiance. Croyez-y et vous ne serez pas déçu du résultat. Vous découvrirez **un autre visage à la vie !**

CHAPITRE XV

Cure antistress de huit jours

« Éprouvez toutes choses et retenez ce qui est bon. »
Nouveau Testament (I Thessaloniciens, 5-21).

A l'issue de la lecture de ce livre, vous vous dites peut-être : « *Tout cela est très intéressant, mais je ne serai d'accord que lorsque j'aurai vu les résultats.* » Vous avez raison. Seule la pratique vous convaincra. Cette cure antistress permet de :

— se libérer du stress et de la fatigue ;
— retrouver punch et vitalité ;
— accroître la lucidité et les facultés mentales ;
— désintoxiquer le corps d'une partie de ses toxines.

Les bons moments sont toujours plus amusants à plusieurs, n'est-ce pas ? Alors faites votre possible pour vivre cette cure en famille, avec vos voisins, vos amis ou vos collègues de travail. Ce sera plus facile et chacun profitera aussi de l'expérience des autres.

Quand faire cette cure ? Vous pouvez préférer une période de vacances ou de travail, au choix. Déterminez une date favorable dès aujourd'hui. Réservez une semaine sur votre agenda en évitant les invitations, les sorties tardives et les occupations pénibles et stressantes. Vous pourrez continuer à travailler comme d'habitude ou à bricoler, jardiner ou vous promener si vous êtes en vacances. Votre activité importe peu. Ce qui compte pendant ces huit jours est que vous soyez psychologiquement disponible, que vos pensées convergent vers cette cure de remise en forme.

La **durée** de huit jours n'a pas été choisie au hasard. Dix jours et plus représenteraient un effort trop soutenu pour un premier essai. Trois jours ne suffisent pas pour récolter les fruits de la cure car les premiers jours l'organisme se désintoxique. Cela peut se passer merveilleusement bien ou occasionner des maux de tête, diarrhées, un sommeil agité, une sensation de jambes lourdes, de fatigue... Il n'y a pas lieu de s'inquiéter. De tels symptômes sont la preuve que vous aviez besoin d'alléger votre alimentation ; ils culminent vers le troisième jour selon les individus. Ensuite, la vitalité s'améliore chaque jour davantage pour atteindre un niveau meilleur qu'auparavant.

Je vous propose une **phrase à méditer** chaque jour. Apprenez-la par cœur ou notez-la sur un papier que vous gardez dans votre poche le matin. Pensez-y souvent en attendant le bus, aux toilettes, au feu rouge... Respirez cette phrase, chantez-la et parlez-en autour de vous. Songez-y en particulier à l'heure de la sieste et le soir avant de vous endormir. Voyez toutes les implications pratiques de cette phrase dans votre vie.

La clé pour réussir cette cure est le **régime antistress**, régime hypoexcitant qui facilite la désintoxication et la récupération nerveuse. Il n'y a aucun risque de carence alimentaire en huit jours. Ce régime fait à lui seul plus de la moitié de l'efficacité de la cure. Il s'agit surtout de manger peu, de manger simplement et des aliments vitalisants. Si vous ne trouvez pas exactement l'aliment préconisé, choisissez-en un qui lui ressemble, par exemple des pommes à la place des poires. L'idéal est de disposer d'un large choix de fruits et de légumes crus, de les sentir tels quels et de manger celui dont l'odeur est la plus agréable. En procédant ainsi vous vous assurez à la fois un maximum de plaisir alimentaire et de choisir ce qui convient le mieux à votre organisme. Mangez-en jusqu'à ce que le goût devienne désagréable, fade, piquant ou râpeux... ou jusqu'à obtenir un sentiment de réplétion. Il importe de boire beaucoup pour drainer les toxines, entre 1,5 et 4 l d'eau par jour entre les repas. Placez une bouteille d'eau et un verre sur votre table de salle à manger, au bureau et dans la voiture.

La **cigarette**, le **café**, le **sucre** et la viande seront totalement délaissés pendant les huit jours de la cure. Ce sont des excitants du système nerveux. Vous constaterez ainsi qu'il est parfaitement possible de vivre sans. Ce sont de faux amis. Le poste de télévision et la radio seront condamnés (débranchez-les et retournez-les pour la durée de la cure). Si vous avez du temps disponible, alors découvrez le sport et le soleil, marchez à l'air libre, prenez des bains, relaxez-vous !

Faites **germer des graines** dès le premier jour afin d'en disposer à partir du quatrième ou cinquième jour.

Inscrivez en gros sur des feuilles de papier les slogans : « *La vie est formidable* », « *Mangeons des fruits pour être en forme* », « *Toutes les personnes que je rencontre sont mes amis* », « *Mon mari est formidable* », « *Je vois toujours le bon côté des choses* », « *Chaque repas est un don de Dieu, remercions-le* », « *Mes affaires marchent de mieux en mieux* », « *Je réussis mes examens* », « *Rien n'est plus beau qu'un sourire* », « *Vive le sport* »... Inventez vos propres phrases et placardez-les partout.

Le soir en vous couchant, **visualisez** ce que vous avez fait de formidable dans la journée et sentez un immense bonheur vous envahir.

La veille du premier jour, recopiez sur une fiche les conseils pour le premier jour.

1. Le premier jour

Méditation de la journée : « *La santé se conquiert par l'obéissance aux lois de la physiologie, par un dynamisme de toute la personne* » (Philippe Augendre, éditorialiste de la revue *Vie et santé*).

Au réveil : respirez profondément trois fois avant d'ouvrir les yeux. Buvez deux verres d'eau puis étirez-vous dans toutes les directions. Faites quelques mouvements de gymnastique puis prenez une douche.

Petit déjeuner : choisissez une seule sorte de fruits, par exemple du raisin, et mangez-en à volonté.

Repas de midi : prenez une ou deux sortes de fruits, par exemple pommes et bananes.

Sieste : allongez-vous entre 15 et 40 mn après le repas de midi. Si c'est impossible, faites la sieste à votre retour du travail.

Expérience de la journée : mettez des graines à germer (voir chapitre VII).

Repas du soir : mangez un assortiment de légumes crus au choix (carottes, navets, avocats...) et une infusion de tilleul sucrée au miel.

Avant de vous coucher : recopiez sur une fiche les conseils pour le deuxième jour. Marchez 5 mn au grand air. Entrouvrez la fenêtre de votre chambre pour la nuit. Buvez un verre d'eau. Respirez lentement et profondément, puis endormez-vous en souriant.

2. Le deuxième jour

Méditation de la journée : « *Il n'y a pas de honte à préférer le bonheur* » (Albert Camus).

Au réveil : respirez lentement, bien à fond, cinq fois. Étirez-vous. Buvez deux verres d'eau. Faites quelques mouvements de gymnastique puis prenez une douche. Rincez les graines.

Petit déjeuner : une seule sorte de fruits à volonté, par exemple du melon.

Boire : beaucoup d'eau, de préférence entre les repas.

Repas de midi : une ou deux sortes de fruits (ananas...) et une seule sorte d'oléagineux (noix, noisettes, amandes...).

Sieste : entre 15 et 40 mn après le repas ou après le travail.

Expérience de la journée : pratiquez les respirations profondes au moins trois fois dans la journée (5 mn à chaque fois).

Repas du soir : une ou plusieurs sortes de légumes à volonté (concombre, salade...) et une seule sorte d'oléagineux.

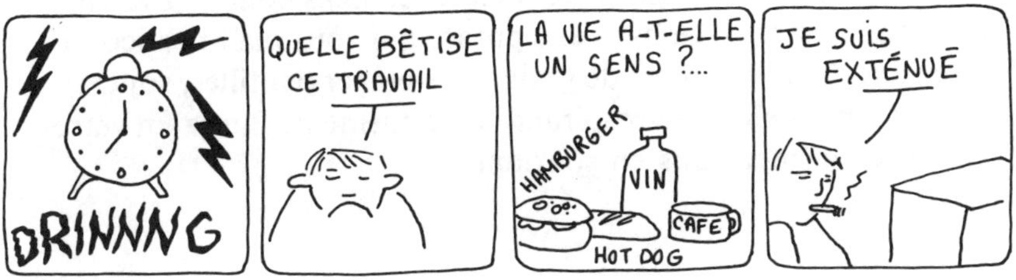
DRINNNG
QUELLE BÊTISE CE TRAVAIL
LA VIE A-T-ELLE UN SENS ?...
HAMBURGER
VIN
CAFE
HOT DOG
JE SUIS EXTÉNUÉ

LE MATIN... AU TRAVAIL... LE MIDI... LE SOIR...

BIEN SÛR UNE TELLE VIE N'A PAS DE SENS !

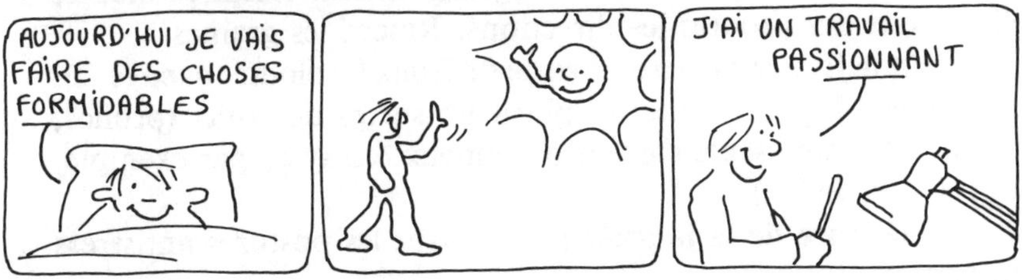
AUJOURD'HUI JE VAIS FAIRE DES CHOSES FORMIDABLES
J'AI UN TRAVAIL PASSIONNANT

LE MATIN... LES TRAJETS... AU TRAVAIL...

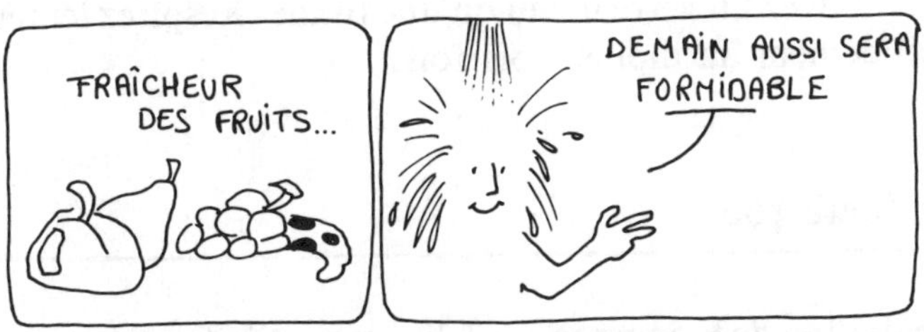
FRAÎCHEUR DES FRUITS...
DEMAIN AUSSI SERA FORMIDABLE

LE MIDI... LE SOIR SOUS LA DOUCHE...

Cure anti-stress

Avant de vous coucher : recopiez les conseils pour le troisième jour. Soulignez dans ce livre une phrase qui vous plaît beaucoup. Mettez une deuxième sorte de graines à tremper (lentilles, soja...). Marchez 5 mn dehors en respirant profondément. Buvez un verre d'eau et endormez-vous en souriant.

3. Le troisième jour

Méditation de la journée : « *La santé est un état de bien-être, le corps étant libéré de la souffrance* » (docteur Georges Vithoulkas).

Au réveil : réveillez-vous progressivement. Respirez bien et étirez-vous dans toutes les directions. Rincez les graines.

Petit déjeuner : une seule sorte de fruits à volonté (papaye...).

Repas de midi : une ou plusieurs sortes de fruits (prunes, pêches...) et une seule sorte d'oléagineux (essayez, par exemple, les noix du Brésil).

Expérience de la journée : découvrez les postures antistress du yoga.

Avant de vous coucher : recopiez les conseils pour le quatrième jour. Marchez dehors 5 mn. Mettez des graines à germer et rincez les autres. Buvez un verre d'eau ou une tisane. Respirez lentement et profondément au moins trois fois.

4. Le quatrième jour

Méditation de la journée : « *L'amour est la force la plus puissante que possède le monde* » (Gandhi).

Au réveil : avant d'ouvrir les yeux, souriez et respirez profondément, puis étirez-vous comme un chat. Buvez deux verres d'eau et faites un peu de gymnastique. Rincez les graines.

Petit déjeuner : une seule sorte de fruits à volonté (kiwis...).

Repas de midi : fruits (figues, cerises...) et une sorte d'oléagineux (amandes...).

Sieste : entre 15 et 40 mn en début ou fin d'après-midi.

Expérience de la journée : essayez la relaxation musicale décrite au chapitre XII.

Repas du soir : un ou deux œufs de bonne qualité et des légumes (radis, salade, avocat...).

Avant de vous coucher : recopiez les conseils pour le cinquième jour. Rincez les graines germées. Marchez quelques minutes dehors. Buvez un verre d'eau ou une infusion. Respirez bien à fond.

5. Le cinquième jour

Méditation de la journée : « *Celui qui aime la vie évite le poison. Ainsi le sage évitera la méchanceté.* » (Proverbe bouddhique.)

Au réveil : respirez profondément, étirez-vous. Visualisez ce que vous allez faire de formidable aujourd'hui et souriez. Buvez deux verres d'eau puis courez quelques minutes. Rincez les graines germées.

Petit déjeuner : fruits exotiques au choix (mangues, litchis...).

Repas de midi : mangez les graines germées du premier jour qui doivent être prêtes, puis des fruits (pamplemousse...).

Sieste : 15 à 40 mn en début ou fin d'après-midi.

Expérience de la journée : écrire sur une feuille de papier tout ce qui, depuis hier, vous a fait plaisir et tout ce qui, au contraire, vous a contrarié.

Repas du soir : légumes à volonté (salade, tomates...) et une tisane de tilleul ou d'oranger sucrée au miel.

Avant de vous coucher : recopiez les conseils pour le sixième jour. Relisez la feuille de tout ce qui vous réjouit et complétez-la. Marchez et étirez-vous. Rincez les graines germées. Prenez une douche tiède. Buvez un verre d'eau ou une infusion. Respirez profondément et lentement avant de vous endormir dans un nuage de bonheur.

6. Le sixième jour

Méditation de la journée : « *En rendant les autres heureux, leur joie peut déborder sur nous. Le bonheur, on l'obtient surtout par rebondissement.* » (Un lycéen de Lyon.)

Au réveil : respirez lentement, bien à fond, et étirez-vous. Buvez deux verres d'eau puis courez quelques minutes. Rincez les graines germées.

Petit déjeuner : une seule sorte de fruits à volonté (pamplemousse...).

Repas de midi : graines germées du deuxième jour et fruits (poires, clémentines...).

Sieste : 15 à 40 mn en début ou fin d'après-midi.

Expérience de la journée : un bain chaud salé pendant 15 mn, suivi d'une rapide douche tiède ou froide.

Repas du soir : poisson ou crustacés et légumes (oignon, chou rouge...).

Avant de vous coucher : recopiez les conseils pour le septième jour. Marchez quelques minutes. Buvez un verre d'eau ou une infusion. Rincez les graines germées. Respirez très lentement au moins dix fois au lit, puis endormez-vous en souriant.

7. Le septième jour

Méditation de la journée : « *Quand on ne vit pas comme on pense, on finit par penser comme on vit* » (Paul Bourget).

Au réveil : respirez lentement, bien à fond et étirez-vous. Buvez deux verres d'eau puis sortez courir quelques minutes. Rincez les graines germées.

Petit déjeuner : une seule sorte de fruits au choix (abricots...).

Repas de midi : dégustez les graines mises à germer le troisième jour, avec des légumes à volonté.

Sieste : 15 à 40 mn en début ou fin d'après-midi.

Expérience de la journée : à chaque moment de fatigue, fermez les yeux, faites le calme en vous en ralentissant votre respiration, et massez-vous doucement les yeux, les oreilles, la nuque et le front.

Repas du soir : fruits (pommes...) et une sorte d'oléagineux (noisettes...).

Avant de vous coucher : recopiez les conseils pour le huitième jour. Marchez quelques minutes à l'air libre. Buvez un verre d'eau ou une infusion. Respirez lentement 15 mn et endormez-vous en souriant.

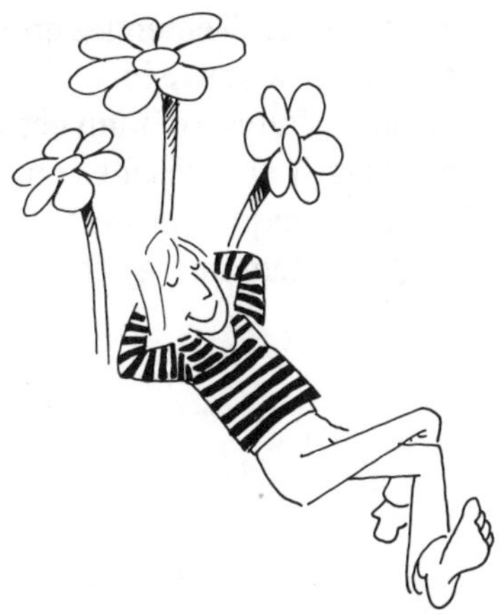

Aimez la vie !
C'est votre meilleure amie...

8. Le huitième jour

Méditation de la journée : « *L'essentiel est invisible pour les yeux* » (Antoine de Saint-Exupéry, *le Petit Prince*).

Au réveil : respirez profondément. Sortez courir dans la nature ou dans la rue. Prenez ensuite une douche froide.

Petit déjeuner : fruits exotiques à volonté (chirimoyas, fruits de la passion...).

Repas de midi : graines germées ou œufs ou poisson et un assortiment de légumes.

Sieste : 15 à 40 mn en début ou fin d'après-midi.

Repas du soir : fruits (figues...) et noix de coco.

Expérience de la journée (une façon de prier) : après un peu de repos, allez marcher dans un endroit tranquille et beau. Tout en marchant, racontez à voix haute au Seigneur tout ce qui vous tient à cœur. Demandez-lui de vous éclairer sur les points difficiles, de soutenir ceux que vous aimez et de faire de votre vie quelque chose d'utile et de merveilleux. Si vous n'êtes pas croyant, demandez-lui un signe. Dites tout d'une voix forte, suppliez-le et mettez-y toute l'intensité possible. Remerciez ensuite pour la beauté du monde et les surprises de la journée.

Avant de vous coucher : faites un bilan écrit de ces huit jours. Distinguez le positif du négatif et envisagez comment vous forger un avenir meilleur. Marchez quelques instants. Buvez un verre d'eau ou une infusion. Respirez lentement et profondément, puis endormez-vous dans la joie.

CONCLUSION

Au-delà du stress

« Plus est en nous. »
(Inscription sur le fronton du temple de Delphes.)

Dans un monde en ébullition où tout va de plus en plus vite, le choix de vivre sainement nous donne l'accès de ce à quoi tant de nos contemporains aspirent : une véritable joie de vivre et l'élaboration d'un monde meilleur.

J'espère vous avoir ouvert des portes. Si vous avez l'impression que vos problèmes sont sans issue, que vous n'y parviendrez jamais, si vous n'arrivez pas à cesser de fumer et que le stress vous poursuit toujours, alors méditez ce mot de Platon : *« C'est la nuit qu'il est beau de croire à la lumière. »*

Au-delà du stress, les conseils de cet ouvrage vous apporteront plus de **temps** (efficacité accrue), d'**argent** (vos affaires marcheront d'autant mieux que vous serez plein de vitalité et d'optimisme) et de **liberté.** Ce ne sont pas les événements qui nous commandent mais nous qui façonnons le monde. Qu'allez-vous faire de ce temps, de cet argent et de cette liberté nouvelle ? Réfléchissez-y et faites des projets. Un monde nouveau est en train de naître. Pour qu'il soit réussi, chacun d'entre nous doit y apporter sa part de sincérité, de travail et d'optimisme. Alors nous vivrons pleinement cette idée de Pierre Reverdy que *« l'avenir est un paradis »*...

Bibliographie

Georges Barbarin : *L'Optimisme créateur* et *Comment on soulève les montagnes* (Dangles, 1986, 1987).

Dr Bruston : *De la méthode du docteur Vittoz à la psychologie des profondeurs* (Epi, 1975).

Alexis Carrel : *L'Homme, cet inconnu* (Plon, 1935).

Dr Carton : *Les Lois de la vie saine* (Paul Carton, 1922) et *l'Essentiel de la doctrine d'Hippocrate* (Paul Carton, 1933).

Dr Yves J. Charles et Jean-Luc Darrigol : *Guide pratique de diététique familiales* (Dangles, 1987).

Bruno Comby : *Comment vous libérer du tabac* (Dangles, 1986) ; *A new method for the measurement of tremor at rest* (vol. 100, p. 73-78 ; International Archives of Physiology Biochemistry and Biophysics, 1992) ; *Délicieux insectes* (Jouvence, 1990) ; *Eloge de la sieste* (de Guibert, 1992) ; *Renforcez votre immunité* (Ed. de l'Homme, 1995) ; *Mangez mieux, vivez mieux* (Ed. de l'Homme, 1994) ; *Le Nucléaire, avenir de l'écologie* (F.X. de Guibert, 1996) ; *Comment réussir vos examens* (T.N.R., 1994).

Henri Czechorowski : *La Pratique des massages* (Seghers, 1976).

Dr Cooper : *Oxygène à la carte* (S.D.T.).

Dr Eberlein : *Guide pratique du training autogène, méthode Schultz* (Retz, 1980).

Dr d'Espinay : *La Psychothérapie du docteur Vittoz* (Téqui, 1977).

Pierre Fluchaire : *Bien dormir pour mieux vivre* (Dangles, épuisé).

Eric Fromm : *Avoir ou Etre ? Un choix dont dépend l'avenir de l'homme* (Robert Laffont).

Shakti Gawain : *Techniques de visualisation créatrice* (Soleil, 1984).

Henri-Charles Geffroy : *Nourris ton corps* (La Vie claire, 1965) et *l'Alimentation saine* (Dangles, 1979) (pour l'alimentation intermédiaire).

Don Hawley : *Vivez, mais vivez donc !* (S.D.T., 1981).

Dr Howell : *La Diététique des enzymes, une révélation pour votre alimentation* (Retz, 1986).

Dr Jampolski : *Aimer, c'est se libérer de la peur* (Soleil, 1986).

Professeur Henri Joyeux : *Alimentation et cancer, choisissez de vivre !* (O.E.I.L., 1985).

Gaston Lagaffe : œuvres complètes (lecture antistress !).

Lennart Nilsson : *Le Corps victorieux* (Chêne, 1985).

Désiré Mérien : *Jeûne et santé* (Nature et Vie, 1984) et *les Clefs de la nutrition* (Dangles, 1982).

Dr Joseph Murphy : *La Paix est en vous, L'Energie cosmique, la Dynamique du bonheur, Puissance de la méditation* (Dangles).

Martine Rigaudier : *330 Recettes végétariennes* et *Recettes et menus végétariens pour les 4 saisons* (Dangles).

Alain Saury : *Régénération par le jeûne* (Dangles, 1978).

Joël Savatofski : *Le Massage douceur* (Dangles, 1986).

Dr Scharffenberg : *Viande et santé* (Soleil, 1983).

Centre Sivananda : *Le Yoga* (Robert Laffont, 1984).

Dr Soleil : *Graines germées, jeunes pousses, une révolution dans l'alimentation* (Soleil, 1983).

Danièle Starenkyj : *Le Mal du sucre* (Orion, 1981) et *la Vie en abondance* (Orion, 1983).

Nicole Walthert : *La Marche, source de santé* (Dangles, épuisé).

Christian Zuber : *Les Grands Singes* (Flammarion, 1977).

INFORMATIONS SUR INTERNET :

❑ **Concernant l'auteur et ses activités :**

Adresse e-mail : www.comby.org

❑ **Concernant le stressomètre Comby :**

(Système électronique de mesure du tremblement nerveux pour contrôler scientifiquement son niveau de stress et apprendre à le diminuer au moyen des conseils formulés dans ce livre-présentation et caractéristiques techniques de l'appareil.)

Adresse e-mail : www.tnr.fr

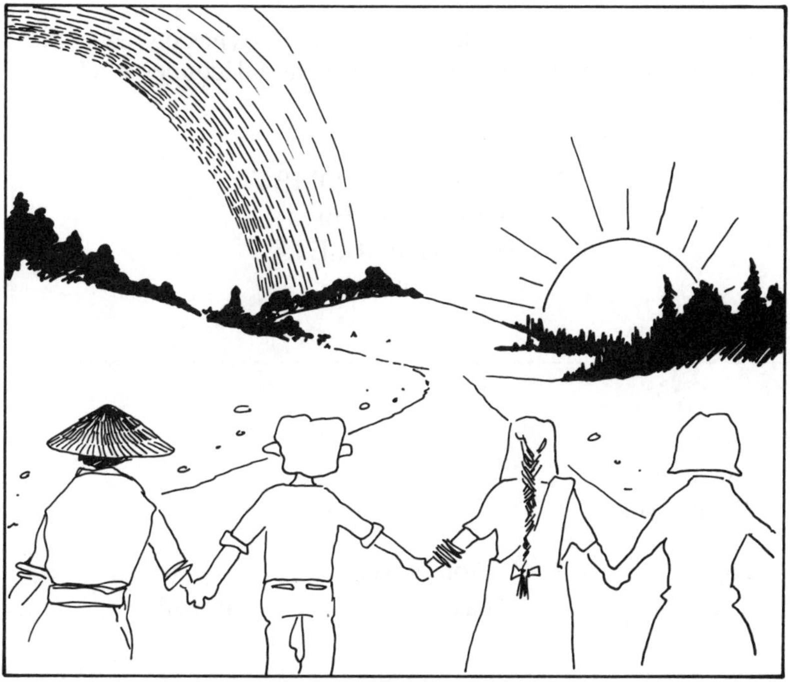

Votre cheminement, suite à la lecture de cet ouvrage, m'intéresse. Je serai très heureux de savoir de quelle façon cela a pu changer votre vie. Pour certains, la métamorphose sera totale ; pour d'autres, elle demandera plus de temps… Quelle que soit votre expérience, je souhaite que la vie vous inonde de joie, de sérénité et de santé. Merci d'écrire en français ou en anglais à :

Bruno Comby - 55, rue Victor-Hugo - 78800 Houilles - France.

MIEUX VIVRE :

Pour en savoir plus sur les livres et les activités de recherche et d'enseignement de l'auteur n'hésitez pas à découper et retourner le bon ci-dessous à :

Monsieur Bruno COMBY
55, rue Victor Hugo
78800 HOUILLES
France

Nom : Prénom :
Rue :
Code postal : Ville :

Âge : Profession :
Tél. : Fax : E-mail :

Veuillez me faire parvenir gratuitement une documentation sur vos activités dans les domaines suivants :

- ❑ **Autres livres de Bruno Comby.**
- ❑ **Stressomètre** (appareil de mesure du tremblement).
- ❑ **L'Institut Bruno Comby.**
- ❑ **Lettre d'information.**

Table des matières

Préface du docteur Jean Devernoix de Bonnefon 9
Préface du professeur Henri Joyeux 15
Introduction 19

Première partie :

COMPRENDRE LE STRESS

Chap. I : **Qu'est-ce que le stress ?** 23
1. Définition 23
2. L'universalité du stress 26
3. Originalité de ce livre 26
4. Les causes profondes du stress 27
5. Les trois dimensions de l'homme 28
6. Les méthodes naturelles de santé et le stress 32

Chap. II : **L'art du stress-control** 35
1. Fabriquer son bonheur 35
   a) Les stress exogènes 36
   b) Les stress endogènes 36
2. Stress et temps qui passe 37
3. Plan d'attaque 39
4. L'adaptation au stress 39

Chap. III : **Testez votre stress** 43
1. Questionnaire test 43
2. Résultats 49

Chap. IV : **Mécanismes du stress** 51
1. Une véritable forteresse 51
2. Stress et système nerveux 52
3. Stress et sommeil 59
4. Le glucose, carburant de la machine humaine 62

5. Réserves et vitamines 64
6. Stress et système immunitaire 68
7. Stress et système cardio-vasculaire 71
8. Stress et sexualité 74
9. La dimension vertébrale du stress 75
10. Les quatre phases de l'action du stress 78
11. Le saviez-vous ? 79

Chap. V : **Le cycle des excitants** 81

Chap. VI : **Les fausses solutions et la vraie solution** 87
1. La politique de l'autruche 87
2. Le paradis artificiel 88
3. La faute aux autres 90
4. Les médicaments 90
5. La vraie solution 93
6. Entre penser et agir 95

Deuxième partie :
LA PRÉVENTION DU STRESS

Chap. VII : **L'alimentation antistress** 101
1. Le stress alimentaire 101
2. Les bienfaits d'une alimentation saine 106
3. Progresser par étapes 109
4. L'alimentation vitalisante 110
5. L'alimentation de dégénérescence 111
6. L'alimentation intermédiaire 112
7. Les fruits et les légumes 114
8. Les graines germées 116
9. Les oléagineux 121
10. Les œufs 122
11. Le miel 123
12. La viande et le poisson 124
13. Le sucre 126
14. Les laitages 127
15. L'alcool 131
16. La boisson 132
17. Préparation des aliments 133
18. Nombre de repas 135
19. Dormir ou manger ? 136

Chap. VIII : **L'activité physique** 137

1. La sédentarité est l'une des causes profondes du stress 137
2. Comment choisir votre activité physique ? 139

Chap. IX : **Le respect des rythmes biologiques** 143

1. Une merveilleuse horlogerie 143
2. Le cycle respiratoire 145
3. Le cycle de la vigilance 146
4. Le cycle quotidien 148
5. Le cycle hebdomadaire 151
6. Le cycle mensuel 151
7. Le cycle annuel 153
8. Le cycle de la vie et de la mort 154
9. Retrouver l'harmonie originelle 155

Chap. X : **Pensée positive et vie intérieure** 157

1. La pensée positive 157
2. La vie intérieure 161

Troisième partie :

FAIRE FACE AU STRESS

Chap. XI : **Mangez votre stress** 171

1. Le jeûne 171
2. Manger mieux et cures de crudités 175
3. Les tisanes 176
4. Vitamines et compléments alimentaires 179
5. Les oligo-éléments 180

Chap. XII : **Méthodes de revitalisation** 183

1. Hydrothérapie et thalassothérapie 183
2. Postures de yoga 186
3. Mouvement, tai chi chuan et danse 188
4. Massage et do-in 189
5. Chant et musicothérapie 190
6. Le rire 193
7. Formes, couleurs et lumière 194

Chap. XIII : **Détente et rythmes biologiques** 199

1. Relaxation 199
2. Les respirations profondes 204

Chap. XIV : **Méthodes d'épanouissement psychique et spirituel** 209
1. Méditation 209
2. Visualisation 212
3. L'art 214
4. La prière : l'antistress absolu ? 214

Chap. XV : **Cure antistress de huit jours** 217
1. Le premier jour 219
2. Le deuxième jour 220
3. Le troisième jour 222
4. Le quatrième jour 222
5. Le cinquième jour 223
6. Le sixième jour 224
7. Le septième jour 224
8. Le huitième jour 225

Conclusion : **Au-delà du stress** 227

Bibliographie 229
Adresses utiles 231
Table des matières 235

La composition et l'impression de cet ouvrage
ont été réalisées par CLERC S.A.
18200 SAINT-AMAND - Tél. : 02-48-61-71-71
pour le compte des ÉDITIONS DANGLES
18, rue Lavoisier - 45800 ST-JEAN-DE-BRAYE

Dépôt légal Éditeur n° 2444 - Imprimeur n° 7582

Achevé d'imprimer en juin 2001

Dans la même collection :

Bruno COMBY :

COMMENT VOUS LIBERER DU TABAC.
Guide pratique et efficace pour enfin réussir à cesser de fumer.

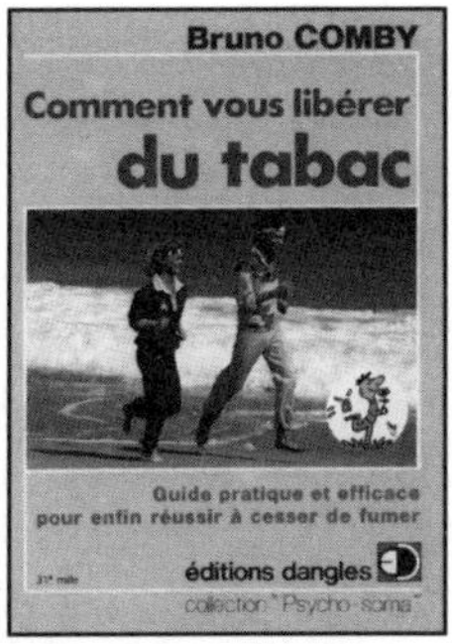

Format 15 x 21 ; 172 pages ; illustré (avec 10 photos couleurs).

Dix-huit millions de Français fument... Dix millions d'entre eux souhaitent arrêter mais ne savent pas comment s'y prendre. Beaucoup essayent puis rechutent ; la volonté suffit souvent, mais pas toujours. **Or ceux qui désirent sincèrement se libérer du tabac le peuvent ; ce livre pratique leur en donne les moyens.** L'intoxication par le tabac est à la fois physiologique et psychologique : on agira donc sur ces deux plans simultanément. La plupart des fumeurs souhaitent arrêter mais ne passent pas aux actes ; il s'agit donc de leur faciliter et d'organiser, le passage de l'intention à l'action. Fumer est parfois agréable ; la compréhension des ravages du tabac dans le corps humain permet de mieux comprendre comment on finit par apprécier ce qui nous détruit, et pourquoi il est donc important d'arrêter. Le sevrage est ensuite facilité grâce à des **techniques simples à mettre en œuvre par soi-même,** telles que autosuggestion, hydrothérapie, auriculothérapie, régime alimentaire spécial de désintoxication... Cet ensemble de moyens agissant en synergie mobilise toutes vos potentialités et amène la réussite à portée de votre main.

La méthode globale qui est ici décrite relève de la même démarche que celle du fameux Plan de cinq jours mis au point aux USA et proposé dans de nombreux pays ; plus de 200 plans par an sont organisés gratuitement en France, plan qui obtient des résultats remarquables et durables, et dont l'auteur est l'un des animateurs. Ce livre a été réalisé avec la collaboration de nombreux médecins et du Comité national contre le tabagisme. Il constitue un **guide clair et précis,** un compagnon de route qui vous aidera à contourner les écueils du sevrage pour renouer avec une meilleure qualité de la vie. Pour un fumeur, le plus beau choix consiste à décider d'en finir avec le tabac... pour **vivre mieux, tout de suite.**

EXTRAIT DE LA TABLE DES MATIÈRES :

Les bienfaits de ne plus fumer, sur les plans psychique et physique – Effets du tabac sur l'organisme – Résumé de l'action du tabac.
Entre penser et agir – Partir tranquille – Le Cahier de la libération – Autosuggestion – Etre concret.
Faisons le point – Bilan physique et psychique – Le comportement.
L'environnement du tabac – Un cycle infernal – Instinct et adaptation – Carences du fumeur – Rétablir l'équilibre – Phase de préparation...
Le choix – Quand, comment ? – Le jour J – Et après...
L'arrêt – Réactions transitoires – Les règles du jeu – Régime de désintoxication – Hydrothérapie – Phytothérapie – Respiration – Sommeil et relaxation – Activité physique – Le point antitabac (auriculothérapie) – Affichage – Le chant – Pour les croyants – Prise de poids – Les quinze premiers jours.
Autres méthodes – Médecine classique – Le plan de cinq jours – Acupuncture – Sophrologie – Homéopathie – Le miracle est en vous.
Gare à la vague ! – La cigarette : un adversaire vicieux – Tout prévoir – Rompre avec vos habitudes – En cas d'envie – Trucs en vrac – Plus jamais.
L'entourage – Aider quelqu'un d'autre à s'arrêter – Tabac et non-fumeurs – Au travail, comment faire ? – Tabac et amis.